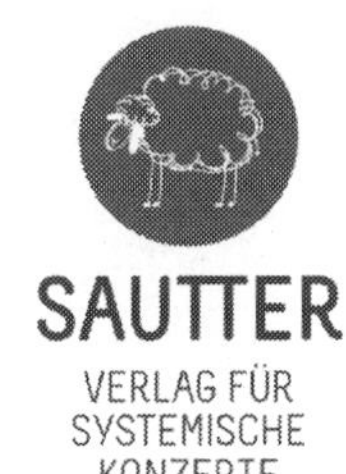
SAUTTER
VERLAG FÜR
SYSTEMISCHE
KONZEPTE

AF547045

Christiane und Alexander Sautter

Aufstellen – systemisch richtig!

Was Sie über Aufstellungen wissen sollten und wie Sie sich darauf vorbereiten können

Verlag für Systemische Konzepte

Die deutsche Nationabibliothek verzeichnet
diese Publikation in der deutschen Nationalbibliografie.

Christiane und Alexander Sautter
Aufstellen – systemisch richtig! Was Sie über Aufstellungen wissen sollten und wie Sie sich darauf vorbereiten können.

1. Auflage 2012
4. Auflage 2023

© by Verlag für Systemische Konzepte, Ravensburg
Alle Rechte vorbehalten, auch der auszugsweisen
Wiedergabe in Print- oder elektronischen Medien

Redaktion: Sandra Vorschel
Cover-Illustration: Martin Burger unter Verwendung eines Fotos von Getty-Images
Satz: Verlag für Systemische Konzepte
Autorenfotos: Sabine Kunzer
Druck: SOL Service GmbH, Schrobenhausen

ISBN 978-3-943239-05-8

Inhalt

**Aufstellungsarbeit:
Therapie oder Scharlatanerie? (!)** 9

Wie mit Aufstellungen gearbeitet wird 12
Jacob Levy Moreno und das Psychodrama 15
Die lebendigen Bilder der Virginia Satir 18
Skulpturen – Wir inszenieren unser Innenleben 21
Die Familienrekonstruktion 25
Parts Party oder
„Wie viele bin ich?“ 28
Albert Pesso: Wie es hätte sein sollen 32
Bert Hellinger und das wissende Feld 37
*Die fachliche Auseinandersetzung mit dem
Familien-Stellen Bert Hellingers* 44

Und was bedeutet „systemisch“? 52

**Der Umgang des systemischen Therapeuten
mit seinem Klienten** 62

Die Vorbereitung (!) 66
Die eigene innere Welt erkunden 66
Das Genogramm 69
*Was ist geschehen
und was haben Sie daraus abgeleitet?* 73
Der Auftrag – Was wollen Sie erreichen? 88
Welchen Nutzen hat das Problem? 94

Die Rolle der Stellvertreter (!) 100

Die Aufstellung - Fünf Schritte auf dem Weg vom Problem zum Ziel (!) 106
1. Schritt – Die Stellvertreter aufstellen 106
2. Schritt – Die Befragung der Stellvertreter ... 109
3. Schritt – Die Rekonstruktion................. 110
4. Schritt – Verankerung des Zielzustands 114
5. Schritt – Hausaufgaben: das Erlebte üben... 116

Der Umgang mit Trauma........................ 118

Schwierigkeiten im Beruf........................ 124

Mythen und Erkenntnisse 129
Lösen sich meine Probleme von selbst?............ 130
Muss ich das Schicksal meiner Familie erfüllen?.. 132
Opfert sich mein Kind für unsere Familie, wenn es krank ist?.............................. 136
Werde ich nach der Aufstellung endlich schwanger?. 139
Kann ich andere Menschen beeinflussen?......... 139
Kann ich Geheimnisse aufdecken?................. 140

Was Sie als Aufsteller oder Stellvertreter erwarten können.............................. 143

Was Sie als Aufsteller oder Stellvertreter nicht akzeptieren müssen............................ 145

Ein Wort zum Schluss........................... 148

Danke!

Marian – für deine kreativen Ideen und dafür, dass du die Nerven behältst und Lösungen zauberst.
Sandra – für deine kompetente Redaktion. Du hast den Ton genau getroffen.
Micha – für deine Freundschaft.
Unseren Klienten – für Euer Vertrauen seit so vielen Jahren.
Irmgard – ohne Dich ging es nicht!

Aufstellungsarbeit: Therapie oder Scharlatanerie?

Unter dem Wort „Aufstellung“ versteht man in der Regel eine psychotherapeutische Gruppentherapie, die dazu dient, die Beziehungen in der Familie zu klären. Oft sagt man deshalb auch „Familienstellen“.

Aufstellungen sind in den letzten zwanzig Jahren sehr in Mode gekommen, aber auch in Verruf geraten. Verschiedene Publikationen behaupteten, dass durch diese Methode die unterschiedlichsten Schwierigkeiten – auch von gar nicht anwesenden Personen – wie von selbst verschwänden.

Weil die Technik des Aufstellens so einfach schien, wurde sie auch von Leuten angeboten, deren einzige Qualifikation darin bestand, selbst Aufstellungen besucht zu haben. Bald las man in der Presse von autoritären Manipulationen durch Gruppenleiter, von Selbstmorden nach Aufstellungen und traumatisierenden Erlebnissen der Teilnehmer. Dadurch geriet das Aufstellen mehr und mehr als unseriöse Scharlatanerie in Verruf.

Diese zum Teil sehr berechtigte Kritik betrifft unserer Meinung nach jedoch nicht das systemische Aufstellen an sich, sondern vielmehr die Art und Weise der Umsetzung. Es wäre sehr schade, das Kind mit dem Bade auszuschütten, kann man doch mit einer systemischen Aufstellung – wie mit kaum einer anderen

Methode – komplexe Schwierigkeiten in Beziehungen sichtbar machen und lösen.

Das systemische Aufstellen ist eine sehr tiefgehende psychotherapeutische Intervention, sozusagen eine Operation am offenen Herzen. Die Kunst ist nicht die Technik: die ist tatsächlich kinderleicht. Die Kunst besteht darin, mit dem aufgestellten Bild so zu arbeiten, dass die Klienten ihr gewünschtes Ziel auch erreichen – und das so sanft wie möglich. Damit dies gelingt, müssen die Therapeuten oder Gruppenleiter ihr Handwerk beherrschen. Sie sollten sich nicht nur für die Aufstellungsarbeit qualifiziert haben, sondern auch solide Kenntnisse und Erfahrungen in systemischer Psychotherapie und Traumatherapie mitbringen.

Im Laufe unserer nun bald zwanzigjährigen Tätigkeit auf diesem Gebiet haben wir viele Erfahrungen mit dem Aufstellen gesammelt. Wir haben die Art und Weise, wie wir selbst Aufstellungen leiten, fortwährend supervidiert und verbessert. Wir haben selbst bei Kollegen aufgestellt und hören von unseren Klientinnen und Klienten viele ganz unterschiedliche Berichte über Aufstellungen.

Vor 12 Jahre veröffentlichten wir das Buch „*Alltagswege zur Liebe, Familienstellen als Erkenntnisprozess*“(2000). Darin schrieben wir zu einem Zeitpunkt, an dem es fast nur Aufstellungen nach Hellinger gab, dass systemische Alternativen existieren. Unsere nunmehr 20-jährige Erfahrung mit systemischen Aufstellungen schlägt sich auch in diesem Buch nieder, das sich von den „*Alltagswegen*" unterscheidet, auch wenn es Überschneidungen gibt. Es richtet sich an Menschen, die wissen wollen, ob eine Aufstellung die richtige therapeutische Intervention für sie ist, und die sich darüber hinaus optimal darauf vorbereiten wollen.

Wenn Sie eine Aufstellung planen, sollten Sie wissen, worauf Sie sich einlassen. Sie sollten wissen, was Sie bei einer systemischen Aufstellung erwarten dürfen und was Sie nicht hinnehmen müssen. Nach den in den Statuten der Dachverbände festgelegten Grundlagen der systemischen Psychotherapie sollten sich alle systemisch arbeitenden Kollegen richten. Um die Aufstellungstechnik zu erklären, beschreiben wir unsere eigene Art des Aufstellens. Das soll nicht heißen, dass nur diese richtig ist. Jede Form des Aufstellens ist gut, die zum Ziel des Klienten führt.

Es ist nicht notwendig, das Buch von vorne bis hinten durchzulesen. Sie können Kapitel, die Sie nicht interessieren, überspringen. Fühlen Sie sich frei, nach Lust und Laune darin zu lesen oder damit zu arbeiten. Wenn Sie eine Aufstellung in unserem Institut planen, sollten Sie die mit einem Ausrufungszeichen (!) gekennzeichneten Kapitel durcharbeiten. Das Buch ist so gegliedert, dass nach den Informationen jeweils Platz für Ihre eigenen Aufzeichnungen gelassen ist.

Auch dieses Buch widmen wir, wie alle unsere Bücher, unserer Leserinnen und Lesern.

Wie mit Aufstellungen gearbeitet wird (!)

Dass die szenische Darstellung von Beziehungen auch eine therapeutische Wirkung hat, wussten schon die „alten" Griechen. Höhepunkt der antiken Tragödien war stets die „Katharsis", die Entladung aufgestauter Emotionen und deren heilende Wirkung. Vielleicht war es deshalb ein Mann des Theaters – Jacob Levy Moreno –, der mit dem Psychodrama die Gruppentherapie salonfähig machte. Seit sich die Gruppentherapien in den vierziger Jahren langsam durchsetzten, wurde mit Rollenspielen und Aufstellungen gezielt therapeutisch gearbeitet.

Aufstellungen und Rollenspiele nutzen die Fähigkeit des Menschen, Gefühle in Bildern auszudrücken. Der Volksmund sagt: *Ein Bild sagt mehr als tausend Worte.* Damit ist gemeint, dass wir mit Hilfe eines Bildes komplizierte Sachverhalte buchstäblich auf einen Blick sowohl darstellen als auch erfassen können. Aus diesem Grund arbeiten systemische Therapeuten gerne mit Bildern, die sie ihren Klienten entweder anbieten oder die sie sich von ihren Klienten zeigen lassen.

Wir sprechen hier nicht von Bildern, die auf Papier oder Leinwand mit Farben gemalt werden. Wir verwenden in unserer Sprache bildhaft räumliche Begriffe, um die Intensität und die Qualität von Beziehungen zu beschreiben:

Du stehst mir nahe!
Er fällt mir in den Rücken!
Sie hält Distanz!
Wir rücken zusammen!

Aus diesem Grund kann man die Qualität von Beziehungen bildhaft darstellen, indem man Klötze, Figuren oder Stühle, die verschiedene Personen symbolisieren, im Raum zueinander anordnet oder aufstellt. Man kann auch auf die Symbole verzichten und mit Menschen aufstellen. Das Wort „*aufstellen*" beschreibt nichts anderes als den Bewegungsablauf, der nötig ist, um Holzfiguren, Klötze, Stühle oder Personen mit dem Ziel, die Beziehungsqualität sichtbar zu machen, im Raum anzuordnen.

Bei einer Aufstellung mit Personen wählt der Aufstellende aus einer Gruppe von Menschen, die sich zu diesem Zweck versammelt hat, Stellvertreter für die Mitglieder seiner Familie und einen Stellvertreter für sich selbst. Diese Stellvertreter stellt er so in den Raum, dass deren Position die Beziehung zum Aufstellenden verbildlicht, so wie er sie empfindet. Dabei hat der Aufstellende zum einen die Möglichkeit, diese Qualität über die Entfernung der Personen zueinander auszudrücken, zum anderen gibt der Winkel, in welchem die Personen zueinander stehen, wichtige Hinweise. So entsteht ein aussagekräftiges Bild:

Wer schaut wen an?
Wer sieht wen nicht?
Wer steht wem im Weg?
Wer stützt wen?

Mit dem Bild und den Rückmeldungen der Stellvertreter wird dann von den Gruppenleitern oder Therapeuten, abhängig vom Anliegen der Aufstellenden, gearbeitet.

Obwohl er diese Technik nicht erfunden hat, wird der Begriff „Aufstellen" oder „Familien-Stellen" meist mit dem Namen Bert Hellingers assoziiert. Dabei ist seine Methode nicht systemisch und es gibt viele andere Möglichkeiten, diese sehr wirkungsvolle Technik anzuwenden.

In diesem Kapitel stellen wir Ihnen deshalb die unterschiedlichen Möglichkeiten vor, mit Aufstellungen zu arbeiten. Es ist nicht nur interessant, die historische Entwicklung der Aufstellungsmethode zu verfolgen, sondern auch die jeweilige „Schule" kennenzulernen, auf die sich Therapeuten auch heute noch beziehen. Natürlich bringt jeder Therapeut auch etwas Eigenes mit, so dass es kaum ein „Jünger" genauso macht wie der „Meister" oder die „Meisterin". Trotzdem gibt die „Schule" eine gewisse Richtung vor, die es Ihnen ermöglicht, schon im Vorfeld Ihre Wahl zu treffen.

Jacob Levy Moreno und das Psychodrama

„Psychodrama ist die Methode, welche die Wahrheit der Seele durch Handeln ergründet." Jacob L. Moreno, 2001

Das psychotherapeutische Arbeiten mit Gruppen entwickelte sich erst in den dreißiger Jahren des zwanzigsten Jahrhunderts. Als Begründer der Gruppentherapie gilt Jacob L. Moreno. Dies ist umso bemerkenswerter, als er in einer Zeit lebte, in der Sigmund Freud die Psychoanalyse gerade erst erfunden und salonfähig gemacht hatte, und diese wurde bekanntlich ausschließlich mit Einzelnen durchgeführt.

Moreno wurde 1889 in Rumänien geboren, wuchs jedoch in Wien auf. Er stammte aus einer jüdischen Familie und studierte während des Ersten Weltkriegs Medizin und Psychiatrie. Er war ein vielseitig interessierter Mann mit ausgeprägtem sozialen Gewissen. So nahm er tiefen Anteil am Schicksal der Kriegsflüchtlinge, die aus dem Osten nach Wien strömten, und gründete zusammen mit seinen Freunden ein Heim, wo die Heimatlosen kostenlos unterschlüpfen konnten. Als Angehöriger des Chassidismus, einer mystischen Richtung des Judentums, lehnten er und seine Freunde jegliche Bezahlung für ihre Hilfeleistungen ab. Stattdessen sammelten sie Spenden für ihre Projekte, und es fehlte nie an finanziellen Mitteln.

Abends gab Moreno den Bewohnern seines Heims die Möglichkeit, Konflikte in der Gruppe zu klären. Außerdem organisierte er Gruppentreffen für Prostituierte, bei denen die Frauen ihre Probleme besprachen und sich gegenseitig unterstützten. So gilt Moreno auch als ein Begründer der Selbsthilfegruppen. 1925 ließ er sich in den USA nieder und arbeitete dort als Arzt in der Psychiatrie und in Gefängnissen.

Außer der Heilung psychisch kranker Menschen galt Morenos großes Interesse dem Theater. Seine Theaterleidenschaft fand Ausdruck im Stegreif-Theater, das er in der Carnegie Hall durchführte. Dort war er immer wieder Zeuge der emotionalen Befreiung, die Laiendarsteller auf der Bühne erlebten, wenn es ihnen in diesem Rahmen endlich gestattet war, Gefühle zum Ausdruck zu bringen, die sonst aus den unterschiedlichsten Gründen nicht erlaubt waren. Aus der Verbindung von Psychotherapie und Theater entwickelte er ein therapeutisches Konzept: das *Psychodrama*.

Moreno hielt blockierte Gefühle für eine der wichtigsten Ursachen psychischer Störungen. Seine Patienten erhielten die Möglichkeit, problematische Situationen ihres Lebens in Rollenspielen auf der Bühne auszuagieren und die damit verbundenen Gefühle noch einmal zu erleben und zum Abschluss zu bringen. Im Schutzraum der Bühne war es nicht nur erlaubt, sondern geradezu erwünscht, die *„wahren, nackten Emotionen und Gefühle“* freizusetzen. Auch Probleme der Gegenwart konnten so bearbeitet und die Zukunft vorweggenommen und ausprobiert werden. Morenos

Ansatz war revolutionär und bewirkte einen radikalen Wandel in der Psychiatrie der zwanziger und dreißiger Jahre.

Er selbst war ein leidenschaftlicher Gegner Freuds und dessen Psychoanalyse, deren Körperfeindlichkeit ihm ein Dorn im Auge war. Außerdem hielt er die einzig auf die frühe Vergangenheit ausgerichtete Sicht der Psychoanalyse für viel zu eingeschränkt, da seiner Überzeugung nach die Gegenwart und die Ausrichtung auf die Zukunft von genau so großem therapeutischem Interesse waren. Auch das Setting der Psychoanalyse widerstrebte ihm zutiefst: Der fehlende persönliche Kontakt zwischen Patient und Analytiker und sein Anspruch, unangefochtener Experte für dessen Probleme zu sein, lehnte er ab.

Moreno empfand Therapie als Prozess, der nur auf Augenhöhe und an jedem Ort, sogar auf der Straße stattfinden konnte. Der Therapeut sollte zum Freund des Patienten werden, denn Moreno glaubte an Heilung durch Begegnung, *„sehen und wahrnehmen, berühren und aufeinander einwirken ...ein Sich-Treffen auf einer höchst intensiven Ebene“* (2001, S.18).

Er nahm es Freud übel, dass dieser weder auf die Familie noch auf die Gruppenzugehörigkeit der Klienten einging. Moreno sah den Menschen dagegen in seiner Zugehörigkeit zu Gruppen und begann schon früh, die Angehörigen seiner Patienten zu den Psychodramasitzungen einzuladen und sie mit einzubeziehen. So nahm er schon Jahre vor dem Entstehen der systemischen Familientherapie einige ihrer entscheidenden Grundsätze vorweg.

Morenos Psychodrama beeinflusste die Arbeit vieler Kollegen, darunter die von Fritz Perls, dem Begründer der Gestalttherapie, und Virginia Satir, die *„Mutter der Familientherapie"*, von der im nächsten Kapitel die Rede sein wird.

Die lebendigen Bilder der Virginia Satir

Die Lehrerin und Sozialarbeiterin Virginia Satir begann 1951 entgegen der gängigen Praxis damit, nicht nur einzelne Klienten, sondern gleich ganze Familien zu beraten. Dies tat sie, weil sie bemerkt hatte, dass ihre schizophrenen Patienten sehr stark auf die Anwesenheit von Familienmitgliedern reagierten. Häufig verschlimmerte sich nach einem Kontakt die Symptomatik sogar.

Obwohl es nach den Regeln der Psychoanalyse geradezu verboten war, die Familienmitglieder eines Patienten zu kontaktieren, ging sie das Wagnis ein, erst die Mutter und dann auch den Vater und den Bruder einer ihrer Klientinnen zu Gesprächen einzuladen. Erst als sie die gesamte Familie in die Behandlung einbezog, stabilisierte sich der Zustand der Patientin dauerhaft. So gelangte sie zu der Überzeugung, dass nicht der Patient ein Problem habe, sondern dass er das Problem seiner Familie zum Ausdruck bringe. Damit hatte sie die Familientherapie begründet.

1959 wurde sie von Don D. Jackson nach Palo Alto berufen, wo sich viele innovative Psychotherapeuten niedergelassen hatten, um an einer neuen, wirksameren Form der Psychotherapie zu arbeiten. Virginia Satir erhielt die Leitung der Ausbildungsabteilung des Instituts und entwickelte das erste familientherapeutische Ausbildungsprogramm in den USA.

Satir war der festen Überzeugung, dass der Mensch grundsätzlich in der Lage sei, sich selbst zu heilen. Allein sein Selbstwert befähige den Menschen dazu, ein glückliches und zufriedenes Leben zu führen. Jeder Mensch sei wertvoll, doch ob er sich dessen bewusst sei, hänge nicht unerheblich von der Prägung durch die Familie ab. Satir war der festen Überzeugung, dass der Klient durch die Beschäftigung mit seiner Familie erfahren könne, wie sich die dort gemachten Erfahrungen auf seinen Selbstwert auswirkten. Erst dann könne er verstehen, aufgrund welcher unbewussten Regeln aus seiner Kindheit er Vorgänge in der aktuellen Gegenwart interpretiere. Die Tatsache, dass er nicht mehr das kleine Kind und den Strukturen seiner Familie ausgeliefert, sondern ein erwachsener Mensch mit vielen Ressourcen sei, ermögliche es ihm, neue, passendere Verhaltensregeln für sich zu finden. Dadurch könne er die Gegenwart anders bewerten und die erwünschten

Veränderungen umsetzen (1999, S.39ff.). Um ihren Patienten zu ermöglichen, ihre Gefühle sichtbar und erfahrbar zu machen, schuf sie folgende Techniken:

- die Skulpturarbeit (1995, S.305ff.)
- die Familienrekonstruktion (1995, S.227ff.) und
- das Fest der Persönlichkeitsanteile oder *„Parts Party"* (1995, S.195ff.)

Mit Hilfe dieser Techniken wurde der Patient in die einzigartige Lage versetzt, sein unsichtbares inneres Bild sichtbar zu machen und zu betrachten. Gefühle, Haltungen und Strategien konnten szenisch dargestellt und ausagiert werden. Dadurch wurde den Betroffenen nicht nur klar, wie die Dinge *„tatsächlich waren"*, sondern sie konnten darüber hinaus neue Handlungsmuster ausprobieren und spüren, wie sich diese anfühlten.

Virginia Satir verhielt sich als Therapeutin stets wertschätzend und verständnisvoll, und durch ihr Vorbild begannen diejenigen, die mit ihr zusammen arbeiteten, ebenfalls wertschätzend und verständnisvoll miteinander umzugehen. Damit schuf sie das Ideal einer Therapeutenpersönlichkeit, an dem sich viele bis heute orientieren.

Skulpturen – Wir inszenieren unser Innenleben

Um zu vermeiden *„dass ihre Klienten in einem Sumpf von Worten steckenblieben"* (1995, S.306), erfand Virginia Satir 1951 die Skulpturarbeit, die von Einzelnen, von Familien oder Teams dazu genutzt werden kann, Beziehungsmuster zu erkennen und zu klären. Für die Skulpturarbeit braucht man immer eine Gruppe: eine Familie, ein Team oder eine Schar an dieser Technik interessierter Menschen.

Um Skulpturarbeit mit einem einzelnen Klienten oder einem Paar durchzuführen, muss sich eine Gruppe von mindestens 10 Personen versammeln. Der Klient wählt Stellvertreter für die wichtigen Personen seiner Familie und für sich selbst und positioniert diese Stellvertreter so, wie es seinem inneren Bild entspricht. Er bittet die Stellvertreter, die für die Personen typischen Körperhaltungen einzunehmen, bzw. verdeutlicht mit den Körperhaltungen die von diesen Personen häufig gezeigten Emotionen. Durch die verdeutlichenden Körperhaltungen gewinnt das Bild an emotionaler Stärke und Klarheit. Nachdem sich der Klient sein Bild angeschaut hat, begibt er sich selbst in seine Rolle und gewinnt neue Erkenntnisse über die Auswirkungen seiner Handlungsmuster. Gar nicht so selten erkennt er, warum sein Handeln bisher nicht den gewünschten Erfolg bringen konnte.

Dieses Vorgehen ist außerordentlich wirksam, da der Klient niemandem außer sich selbst vertrauen und glauben muss. Seine eigenen Gefühle, sein Körpergefühl und sein Verstand sind seine besten Ratgeber. Danach kann er genauso selbstbestimmt ausprobieren, welche Strategie mehr Erfolg versprechen wird. Deshalb führt eine gut durchgeführte Skulptur meist viel schneller zum Ziel als eine reine Gesprächstherapie.

Besonders hilfreich ist diese Technik bei der Arbeit mit Familien. Die Position der Mitglieder im Raum, die eingenommenen Haltungen, die Art, sich zu bewegen, all das zeigt wesentlich deutlicher, warum Schwierigkeiten im Zusammenleben auftreten, als wenn alle mehr oder weniger erfolgreich versuchen, die Situation wortreich zu beschreiben. Besonders jüngere Kinder, die sich mit Gesprächen häufig völlig überfordert fühlen, zeigen in Skulpturen ganz unbefangen, „wo der Hase im Pfeffer liegt".

Ein Beispiel aus Christianes Praxis soll verdeutlichen, wie eine Skulpturarbeit mit einer Familie wirken kann: Ich arbeitete mit einer Familie mit mehreren Kindern im Alter zwischen sechs und zwanzig Jahren, bei denen immer wieder kleinere Diebstähle untereinander das gegenseitige Vertrauen erschütterten. Mit diesem Verhalten zeigten die Kinder, dass sie die Privatsphäre der anderen nicht immer achteten. Natürlich hätte ich die stehlenden Kinder zurechtweisen oder den Eltern wirksamere Erziehungspraktiken vermitteln können. Nachdem dies alles bereits geschehen war und keine positiven Resultate erzielt werden konnten, entschloss ich mich deshalb zu einer Skulpturarbeit. Ich bat jedes Mitglied der Familie, mir die eigene Grenze zu zeigen, also den Punkt, wo jeder einzelne aufhörte – die Haut. Ich zeigte, was ich meinte, indem ich mit den Händen über meineArme strich. Alle starrten mich an, keiner konnte mit dem, was ich vormachte, etwas anfangen, geschweige denn es nachmachen. Aus dieser Beobachtung bildete ich die Hypothese, dass diese Familie kein spontanes Gefühl für persönliche Grenzen kannte, ja noch nicht einmal eine Ahnung davon hatte, dass der Körper eine solche natürliche Grenze darstellen könnte.

Dann bat ich alle, aufzustehen und mit den Armen zu zeigen, welchen Abstand sie zu den anderen als angenehm empfanden, und alle streckten die Arme aus. Als ich sie aufforderte, unter Wahrung ihres persönlichen Raums – also etwa mit einer Armlänge Abstand – durch das Zimmer zu laufen, fiel allen unmittelbar auf, dass dabei niemand auf den anderen achtete und es deshalb ständig zu Kollisionen kam. Mit Hilfe dieser einfachen Übung wurde allen klar, warum sie sich die meiste Zeit über auf die Nerven gingen: Keiner achtete die Grenzen des anderen. Dies verstanden auch die Kleinen.

Danach übten wir das „Grenzen-Setzen“ und das „Grenzen-Einhalten“. Eine Person stand und durfte eine zweite, die auf sie zuging, durch das Wort „Stopp“ dazu bringen, einen bestimmten Abstand einzuhalten. Alle machten bei dieser spielerischen Übung, an der alle viel

Spaß hatten, sowohl die Erfahrung, ihren persönlichen Raum schützen zu können, als auch die Erfahrung, den persönlichen Raum eines anderen zu respektieren, und alle erlebten unmittelbar, wie gut sich das anfühlte.

Nach dieser Skulptur entspannte sich das Familienklima. Die Eltern griffen das Thema auf und achteten verstärkt darauf, dass keiner dem anderen ins Wort fiel und dass kein Kind die Sachen eines anderen ungefragt benutzte. Außerdem begannen die Eltern, die eigenen Grenzen gegenüber den Kindern zu wahren. Kurz: Sie begannen, die Kinder zu erziehen.

Diesen Prozess hätte ich durch Gespräche nicht anstoßen können, denn der große Vorteil der Skulpturarbeit liegt darin, dass die Betroffenen die Wirkung des eigenen Handelns selbst erfahren; sie müssen dem Therapeuten nichts „glauben“. Auch die Veränderung wird erlebt und kann viel leichter in die Tat umgesetzt werden, als von außen kommende Vorschläge. Somit gehört die Skulpturarbeit zu den wirksamsten Techniken in der systemischen Therapie.

Die Familienrekonstruktion

„Menschen tragen die Konstrukte ihrer Familien in sich. Menschen kämpfen mit ihren Konstrukten, nicht mit dem realen Vater und der realen Mutter. Was verändert werden muss, ist die Interpretation ihrer Erfahrung."

Virginia Satir 1995, S. 244

Virginia Satir war davon überzeugt, dass Menschen ihre Familien aufgrund von Konstrukten bewerten, die sich aus kindlichen Wahrnehmungen, Prägungen und Erinnerungen zusammensetzen. Der erwachsene Mensch hat die Möglichkeit, sich diese Konstrukte bewusst zu machen und zu überprüfen, welche davon seiner heutigen Persönlichkeit, seinen aktuellen Fähigkeiten und Zielen entsprechen und welche er gerne verändern will. Dazu bot Satir ihren Klienten eine *„Familienrekonstruktion"* an.

Die klassische Familienrekonstruktion wird sehr sorgfältig vorbereitet. In mehreren therapeutischen Sitzungen wird die Geschichte der Familie über drei Generationen untersucht, deren kulturelle, religiöse und soziale Prägung erforscht, Berufe, Hobbies und Erziehungspraktiken ergründet.

Welche Bewältigungsstrategien zeigen die Eltern bei Stress? Welche Lösungsstrategien und Glaubenssätze werden in der Familie befolgt? Diese Informationen werden auch für die Großeltern erhoben und in einen Stammbaum eingetragen.

Danach wird das „*Rad der Einflüsse*" gezeichnet, in das alle Personen, aber auch Spielzeug und Haustiere eingetragen werden, die Einfluss auf den Aufstellenden hatten. Diese Einflüsse werden als positiv, neutral oder negativ bewertet. Sowohl der Stammbaum als auch das Rad der Einflüsse werde bei der Familienrekonstruktion für die Gruppe sichtbar aufgehängt.

Die klassische Rekonstruktion beginnt damit, dass ein Begleiter die Lebensgeschichte des Aufstellenden, des „*Stars*", erzählt. Dadurch werden alle Teilnehmer mit den nötigen Informationen versorgt und der „*Star*" auf die Rekonstruktion eingestimmt.

Der Star sucht danach Stellvertreter für alle Menschen aus, die in seiner Kindheit wichtig waren. Diese informieren sich durch die Aufzeichnungen im Stammbaum und das Rad der Einflüsse über die Eigenschaften der Personen, die sie darstellen sollen. Dabei dürfen sie auch Requisiten benutzen. Nachdem die Ziele des Stars erarbeitet worden sind, beginnt die Rekonstruktion. Diese gliedert sich in vier Teile:

1. Zuerst wird die Ursprungsfamilie in einer belastenden oder traumatischen Situation aufgestellt, damit der Star die alten Lösungsstrategien und die damit verbundenen Gefühle erkennen und spüren kann.
2. Danach wird die Ursprungsfamilien beider Eltern aufgestellt, um einen emotionalen Bezug zu den jeweiligen Systemen aufzubauen.

3. Der dritte Durchgang dient der ersten Begegnung der Eltern des Stars, weil sich dort die Beziehungsmuster der Ursprungsfamilie herausgebildet haben.
4. Zum Abschluss wird noch einmal die Ursprungsfamilie aufgestellt, deren Interaktionen diesmal jedoch im Sinne einer konstruktiven Problemlösung verändert werde. Der Star wird aufgefordert, neue Lösungsstrategien für schwierige Situationen auszuprobieren, um sein Leben ab jetzt im Bewusstsein seines Selbstwertes erwachsen und selbstbestimmt zu gestalten.

Klassische Familienrekonstruktionen nach Satir werden heute nicht mehr häufig durchgeführt; der zeitliche Aufwand ist einfach zu groß. Viele der wichtigen Aspekte werden in Einzelsitzungen ausgelagert, bzw. im Vorgespräch mit Hilfe des Genogramms zusammengefasst. Gibt es mehrere wichtige Themen, werden diese an verschiedenen Terminen bearbeitet. Die meisten begrüßen diese Vorgehensweise.

„Parts Party" oder „Wie viele bin ich?"

„Erlaube dir,
dich innig mit allen deinen Teilen zu verbinden.
Frei zu sein, verschiedene Möglichkeiten zu haben
und diese auch frei und kreativ zu nutzen.
Zu wissen, dass alles, was in der Vergangenheit war,
das Beste war, das wir tun konnten,
weil wir es nach bestem Wissen und Gewissen getan haben.
Es war das Beste,
zu dem unser Bewusstsein in der Lage war.
Da wir danach streben, mehr zu wissen,
bewusster zu sein,
wird auch unsere Verbindung zu uns selbst stärker.
Und indem wir unsere Verbindung zu uns selbst stärken,
können wir auch Verbindungen zu anderen herstellen."

Virginia Satir, 1995, S. 322

Die „Parts-Party", das „Fest der Persönlichkeitsanteile", geht von dem Konzept aus, dass jeder Mensch aus verschiedenen Aspekten besteht. Viele sind ihm bekannt, andere verleugnet er und einige kennt er noch nicht. Viel Energie wird aufgewendet, als negativ bezeichnete Anteile zu verleugnen und zu unterdrücken. Doch der „*Schatten*" lässt sich nicht verdrängen. Er bahnt sich seine Wege an die Oberfläche des Bewusstseins und äußert sich zum Beispiel in Gefühlsausbrüchen, Wutanfällen oder Selbsthassattacken. Durch die Verleugnung und massive Ablehnung dieser Aspekte wird die Energie blockiert, die diesen Emotionen zugrunde liegt; sie steht für die Umsetzung positiver Ziele nicht zur Verfügung.

Eine Möglichkeit, sich die „inakzeptablen" Facetten der Persönlichkeit bewusst zu machen und sie zu transformieren, ist die *Parts Party*. Satir weist darauf hin, dass dieser Name ein Paradoxon enthält: *„Indem wir einem ernsthaften Anliegen den äußeren Rahmen einer unterhaltsamen Party geben, wird es uns möglich, ein paar Schritte zurückzutreten und etwas anderes zu erleben als den Schmerz, den wir zeitlebens mit bestimmten Eigenarten, bestimmten Umständen oder Ereignissen in Verbindung gebracht haben"* (1995, S. 196). Die klassische Parts Party besteht aus fünf Phasen:

1. Der „Gastgeber" oder Klient benennt bis zu 40 Anteile seiner Persönlichkeit, gibt ihnen die Namen berühmter Leute, ordnet diesen Leuten Eigenschaften zu und wählt Rollenspieler dafür aus.
2. Diese Rollenspieler machen sich miteinander bekannt und bringen dabei die Gefühle, die sie darstellen sollen, pantomimisch zum Ausdruck. Die Richtigkeit der Darstellung wird vom „Gastgeber" bestätigt oder korrigiert.
3. Die Rollenspieler inszenieren Konflikte, wobei der „Gastgeber" die Darstellung der Emotionen und Konflikte berichtigen kann.

4. Die Rollenspieler werden aufgefordert, durch Absprache und Kooperation einen Zustand der Harmonie zu erzeugen und sich gegenseitig zu akzeptieren. Dadurch erhält der „Gastgeber“ Vorschläge für neue Handlungsmuster.
5. Jeder Rollenspieler benennt seine Ressourcen und bittet den „Gastgeber“, ihn zu akzeptieren. Die Schritte, die aus den abgelehnten Teilen wertvolle Ressourcen machen, werden benannt. Der „Gastgeber“ übernimmt die Verantwortung für alle Teile und hat damit viele neue Wahlmöglichkeiten und Energien gewonnen.

Eine klassische Parts-Party dauert in der Regel einen ganzen Tag. Aus diesem Grund und weil bis zu 40 Personen zur Bearbeitung der Probleme eines Einzelnen nötig sind, wird die klassische Form heute kaum noch angeboten. In der „abgespeckten“ Version arbeiten wir in unserem Institut mit nur 8 Anteilen, die vom Klienten als zielführend für die Lösung seines Problems ausgewählt und aufgestellt werden. Eine solche Arbeit dauert ungefähr 90 Minuten und lässt sich in jedem Aufstellungsseminar unterbringen.

Im Vorgespräch wird erarbeitet, welche Aspekte die Lösung des Problems zu verhindern scheinen und welche Aspekte bei der Lösung helfen. Dann wählt der Klient Stellvertreter für sich selbst, für die ausgewählten Aspekte und für sein Ziel aus und stellt diese auf. Dabei wird sichtbar, wer wen behindert und wer mit wem nicht in Kontakt ist.

Die Stellvertreter geben mit ihrem Feedback viele nützliche Hinweise. Häufig leisten die sogenannten negativen Aspekte wichtige Dienste für das Ich, die der Klient jedoch nicht erkennt, weil er den Aspekt abwertet und ablehnt. Die darin erhaltene Ressource kann er deshalb nicht nutzen. Meist kommt es während der Prozessarbeit zu einer Aussöhnung mit dem zuvor abgelehnten Aspekt und dieser erhält einen neuen Namen: aus Angst wird z. B. Achtsamkeit, aus Wut wird z.B. Energie und Antriebskraft. Gleichzeitig erkennt der Klient, dass er selbst dafür verantwortlich ist, dass seine Aspekte miteinander kooperieren. Er allein ist Regisseur seiner Innenwelt, Chef seiner Ressourcen. Die Erkenntnisse, die der Klient sowohl emotional wie auch intellektuell macht, zeigen sich auch in einer Veränderung des Körpergefühls. Ein „negativer Aspekt" ist dann transformiert, wenn sich die Veränderung sowohl gut anfühlt als auch plausibel und umsetzbar erscheint.

Solche Teile-Aufstellungen haben wir im Laufe unserer 20-jährigen Seminartätigkeit bestimmt schon einige hundert Male mit Erfolg für unsere Klienten durchgeführt. Viele Schwierigkeiten bezüglich der Selbstorganisation können so verdeutlicht und wunschgemäß verändert werden. Doch – von alleine geschieht das nicht! ***„The proof of the pudding is the eating"***, oder ***„Veränderungen geschehen, indem man etwas verändert!"***

Albert Pesso – Wie es hätte sein sollen

Albert Pesso war ursprünglich Tänzer und Choreograph. Bei der Arbeit mit seinem Ensemble fiel ihm auf, dass die Tänzer zuweilen Schwierigkeiten hatten, bestimmte Bewegungen auszuführen oder den damit verbundenen emotionalen Ausdruck überzeugend darzustellen. Um den Ursachen hierfür auf den Grund zu gehen, bat er die Betroffenen, ihren körperlichen Blockaden nachzuspüren. Zu seiner Überraschung erzählten alle Tänzer von unangenehmen oder traumatischen Erlebnissen ihrer Kindheit. Pesso begann, dieses Phänomen zu erforschen, vor allem aber suchte er nach wirksamen Möglichkeiten, die damit verbundenen, störenden Emotionen zu verarbeiten. Als Mann der Bühne kannte er die heilende Kraft einer guten Inszenierung. Zuerst forderte er die Tänzer deshalb auf, das unangenehme Erlebnis auszuagieren, um im Sinne der Katharsis die blockierten Emotionen aufzulösen. Danach erhielt er jedoch die wiederkehrende Auskunft, dass die Betroffenen jetzt zwar ihre Gefühle ausgedrückt, dadurch aber immer noch nicht das bekommen hätten, was ihnen fehlte.

Also erfand Pesso eine zweite Intervention, die er *Struktur* nannte, eine Reinszenierung der wichtigsten Beziehungen der Familie des Betroffenen. Dazu brauchte er eine große Gruppe, weil er auch die Großeltern berücksichtigte. Der Klient erzählte, welche Belastungen die Mitglieder seiner Familie erlebt hatten, und dann wurde inszeniert, wie sich die Menschen gefühlt hätten, wenn es ihnen gut gegangen wäre. Denn wenn es den Großeltern besser gegangen wäre, hätten sie bessere Eltern für ihre Kinder sein können, und diese hätten dann wiederum keine Schwierigkeiten gehabt, ihren Kindern alles zu ihrer gesunden Entwicklung Nötige zu geben.

Die Betroffenen wählten Stellvertreter aus, und nebeneinander wurden die geheilten Beziehungen der Großelternpaare, die geheilten Beziehungen zu deren Kindern, die geheilte Beziehung der Eltern des Klienten und die geheilte Beziehung der Eltern zum Klienten aufgestellt. Der Klient schaute zu. Erst im letzten Schritt trat er vor seine geheilten, idealen Eltern und erhielt von diesen symbolisch das, was ihm schon so lange gefehlt hatte.

Diese Arbeit wirkte so gut, dass führende Psychoanalytiker auf Pesso aufmerksam wurden. Sie machten ihm den Vorschlag, in ihrer Klinik zu arbeiten, und unterrichteten ihn gleichzeitig in der Psychoanalyse. Damit erhielt Pesso die theoretische Grundlage für etwas, wovon er bereits gemerkt hatte, dass es funktionierte. So entstand 1961 die *Psychomotorische Therapie.*

Wie die Psychoanalyse geht die Psychomotorische Therapie davon aus, dass Menschen verschiedene Phasen durchleben, in denen ganz bestimmte Entwicklungsschritte gemacht werden sollten. In der Kindheit ist es besonders wichtig, dass möglichst alle Schritte gelernt werden. Wird ein Schritt verpasst, weil das

Kind durch äußere Umstände daran gehindert wird, hat es Schwierigkeiten, die Anforderungen des nächsten Schrittes zu bewältigen. Häufig entschließt sich das Kind, zu einer früheren Entwicklungsstufe zurückzukehren, auf der es sich noch sicher fühlte. Diesen Vorgang nennen wir „*Regression*". Holt es diesen Schritt später nicht nach, bleibt es dauerhaft hinter seinen Möglichkeiten zurück.

Jedes Kind weiß, was es von seinen Eltern gebraucht hätte, um sich in der richtigen Weise zu entwickeln, und Eltern verfügen in der Regel über das innere Wissen, was ihren Kindern gut tut. Wenn jedoch belastende oder traumatische Lebensumstände das Verhalten von Eltern prägen, hindern diese Erlebnisse sie daran, gemäß ihrem inneren Wissen zu handeln. Die Kinder bekommen nicht, was sie brauchen und sind nicht imstande, ihr Leben ihrem Potential gemäß zu entfalten. Stattdessen werden sie unzufrieden und unglücklich.

Menschen streben unbewusst danach, Unvollkommenes durch eigenes Handeln zu vollenden. Im psychischen Sinne bedeutet dies, dass Kinder Defizite in ihren Familien durch eigene emotionale Leistungen auszugleichen versuchen. In diesem Tun bleiben sie an die Familie gebunden.

Da Menschen ihre Gegenwart auf Grund von Erfahrungen aus der Vergangenheit bewerten, bestehen die Erlebnisse der Gegenwart häufig nur aus einem „*Sich-Entsinnen und Erneut-Erleben*" (1999, S.219) der Kindheit und Jugend. Auch die Erwartungen an die Zukunft werden durch die Vergangenheit bestimmt. Hier setzt die psychomotorische Therapie an, indem sie die symbolische Befriedigung der unerfüllten Wünsche und Bedürfnisse ermöglicht. Der Betroffene hat die Möglichkeit:

- *„Erinnerungen, Gefühle und Einstellungen der Vergangenheit, die in der Gegenwart stören, zu bewältigen;*
- *jene verdrängten Gefühle zu spüren und auszudrücken, die mit diesen vergangenen Ereignissen verknüpft sind;*
- *die Bedürfnisse zu befriedigen, die in der Vergangenheit nicht befriedigt werden konnten;*
- *die richtige Altersstufe, auf der diese Bedürfnisse hätten befriedigt werden sollen, festzustellen und zu erleben;*
- *die Bedürfnisse durch die „richtigen Erfüller" zu befriedigen;*
- *den neuen inneren Plan, die „virtuelle Erinnerung" zu konstruieren und genau abzuspeichern"* (Pesso, 1999, S. 238).

Da sich der Klient emotional in ein bestimmtes Alter zurückversetzt und seine Bedürfnisse diesmal befriedigt werden, erlebt er sie zum richtigen Zeitpunkt mit den richtigen Bezugspersonen. Mit der Zeit überlagert das symbolische Erlebnis dann die realen Entbehrungen. Pesso sagt dazu: *„Wir glauben, dass man jemandem kindheitsähnliche Erfahrungen anbieten kann, auf die so reagiert wird, als spiele sich alles in der Vergangenheit ab und sei Teil der Geschichte des Patienten, aber einer Geschichte, die ihn für sein gegenwärtiges Leben besser vorbereitet hätte. Das nenne ich ‚Reparatur der Vergangenheit'"* (1999, S. 78).

Wir hatten zweimal die Gelegenheit, Seminare mit Albert Pesso zu besuchen. Es war faszinierend zu erleben, mit welch liebevoller Geduld der Meister die ihm Anvertrauten durch die leidvollen Geschichten ihrer Familien führte. Wir waren alle sehr berührt, und zuletzt erhielt er „standing ovations" von seinem Publikum. Wir selbst erlebten, dass ein an einer psychosomatischen Anfallskrankheit leidender junger Mann nach einer von uns durchgeführte Struktur fortan anfallsfrei blieb.

Bert Hellinger und das „wissende Feld"

Endlich kommen wir zu demjenigen, der das Familien-Stellen in den siebziger Jahren berühmt machte: dem katholischen Theologen Bert Hellinger. Um persönliche Interpretationen so gut wie möglich zu vermeiden, lassen wir Hellinger in weiten Passagen selbst sprechen und zitieren aus dem Artikel *„Einsicht durch Verzicht – der phänomenologische Erkenntnisweg in der Psychotherapie am Beispiel des Familien-Stellens"* aus dem Buch *„Derselbe Wind lässt viele Drachen steigen, systemische Lösungen im Einklang"* (2012).

Hellinger zählt sein Familien-Stellen zu den phänomenologischen Erkenntniswegen. Darunter versteht er, dass sich der Therapeut auf eine *„gespannte Handlungsbereitschaft"* einlässt, ohne jedoch zu handeln. Dazu muss er sich in einen Zustand der Leere versetzen, um *„im höchsten Maße wahrnehmungsfähig und wahrnehmungsbereit"* zu werden. *„Wer die Spannung aushält, erfährt nach einer Weile, wie sich das Viele innerhalb des Horizontes um eine Mitte fügt, und er erkennt plötzlich einen Zusammenhang, vielleicht eine Ordnung, eine Wahrheit oder einen weiterführenden Schritt. Diese Einsicht kommt gleichsam von außen, wird als Geschenk erfahren und ist, in der Regel, begrenzt"* (S. 15).

Auch der Klient sollte sich in eine solche Haltung versetzen, weil er nur in der Haltung *„der Selbstvergessenheit und des Sich-Zurücknehmens"* in der Lage ist, richtig aufzustellen. Dasselbe gilt für die Stellvertreter.

Sollte der Therapeut bemerken, dass der Klient oder einer der Stellvertreter diese Haltung nicht einnimmt, wird die Aufstellung abgebrochen. Der Stellvertreter wird ausgetauscht, der Klient erhält noch einmal die Chance, sich zu sammeln. Schafft er das nicht in der gewünschten Weise, ist die Aufstellung zu Ende.

Hellinger ist überzeugt, dass die phänomenologische Wahrnehmung nur dann gelingen kann, wenn möglichst wenige Informationen über die Familie bekannt sind. Es werden nur die folgenden Fragen gestellt:

- Wer gehört zur Familie?
- Sind Mitglieder der Familie tot geboren oder früh gestorben?
- Gab es besondere Schicksale oder Behinderungen?
- War jemand von den Eltern oder Großeltern vorher in einer festen Beziehung? (S.17/18).

Eine weitergehende Anamnese erschwert, laut Hellinger, bei Therapeuten und Stellvertretern die Fähigkeit, phänomenologisch wahrzunehmen. Aus diesem Grund empfiehlt er nicht nur, auf eine Anamnese zu verzichten, sondern verbietet jegliche Äußerungen des Klienten in der Aufstellung.

Die Gruppe wird aufgefordert, sich zu sammeln, wobei der Therapeut bestimmt, wer dies in der richtigen Weise macht und wer *„Gefälligkeitsaussagen"* tätigen könnte. Wenn die Gruppe unruhig wird, nichts empfindet oder zu diskutieren beginnt, muss der Therapeut so schnell wie möglich abbrechen. Nur dann, wenn sich alle Beteiligten in der richtigen Weise zurückhalten, wird der Raum geschaffen, *„in dem Beziehungen und Verstrickungen ans Licht kommen und sich auf eine Lösung hinbewegen, welche die Stellvertreter wie von einer von außen wirkenden mächtigen Kraft bewegt erscheinen lassen. Diese Kraft bedient sich ihrer und lässt viele gängige psychologischen und philosophischen Annahmen als unzulänglich oder verfehlt erscheinen"* (S. 21/22). Stellvertreter sollen möglichst nicht aufgrund einer Ähnlichkeit zur Person ausgesucht werden, da das die Wirksamkeit der Aufstellung beeinträchtigen könnte. Hellinger schlägt vor, die Stellvertreter durch den Therapeuten aussuchen zu lassen.

Hellinger stellt immer zuerst die Gegenwartsfamilie auf und lässt erspüren, wer von der Herkunftsfamilie in die Gegenwart hineinwirkt. Dadurch zeigt er auf, wie sich das Schicksal über mehrere Generationen wiederholt.

In den Aufstellungen gibt es gewisse Gesetzmäßigkeiten: Wenn eine Person zum Beispiel abgewandt steht, schließt Hellinger daraus, dass diese Person das System verlassen oder sterben will. Er empfiehlt, in solchen Fällen, diese Person – ohne jemanden zu fragen – in die Richtung gehen zu lassen, in die sie schaut, um die Wirkung auf die Stellvertreter zu ergründen (S. 20).

Wenn alle Stellvertreter in die gleiche Richtung schauen, dann bedeutet dies, dass jemand *„vergessen* *oder ausgeklammert"* wurde. Wenn die Mutter von den Kindern umringt wird, wollen sie die Mutter am Gehen hindern.

Im Übrigen entsteht durch das Wirken der übergeordneten Kraft ein Feld, innerhalb dessen die Stellvertreter am Schicksal ihnen völlig Unbekannter teilhaben. Immer wieder wird berichtet, dass Stellvertreter plötzlich von Fakten berichten, die sie nicht wissen können. Hellinger erklärt dieses Phänomen mit Hilfe der Arbeiten Rupert Sheldrakes über die morphogenetischen Kraftfelder, durch welche Personen jenseits von Zeit und Raum in Verbindung stehen. Abgesehen vom Kraftfeld spricht Hellinger von der *„gemeinsamen Seele"* der Familie, *„die nicht nur die lebenden, sondern auch die toten Familienmitglieder miteinander verbindet"* (S. 23). Eingeschlossen in diese Familienseele sind:

- alle Kinder, auch tot geborene und verstorbene
- die Eltern und ihre Geschwister
- die Großeltern
- manchmal die Urgroßeltern
- alle, die durch ihren Tod Platz gemacht haben, wie frühere Partner der Eltern und Großeltern
- alle, die durch Mitglieder der Familie zu Opfern wurde. (S. 23).

Die Seele wirkt durch:

- ***Liebe*** – Familienmitglieder bleiben aneinander gebunden. Deshalb wollen Lebende zuweilen den Toten folgen.
- ***Ausgleich*** – Verlust und Gewinn werden ausgeglichen, indem die nachfolgende Generation das Verhalten der Eltern und Großeltern ausgleicht. Täter in der Elterngeneration erzeugen zwingend Opfer in der Kindergeneration.
- ***Den Vorrang der Früheren*** – Die später Geborenen gleichen aus, was die Früheren erlitten haben.
- ***Die Vollständigkeit*** – Später Geborene ersetzen früh verstorbene Familienmitglieder.

Wie entstehen Lösungen in Aufstellungen nach Hellinger? Der Therapeut öffnet sich für das größere Bild und versucht, das die Familie umschließende Kraftfeld wahrzunehmen. *„Denn dass der Einzelne und seine Familie in ein größeres Kraftfeld und in eine größere Seele eingebunden sind und von ihnen über sich hinaus benutzt und in den Dienst genommen werden, ist offenkundig."*

Hellinger ist der Überzeugung, dass er der Seele des Klienten nur dann helfen kann, wenn er versteht, dass sie von der Familienseele gesteuert ist. *„Wo aber die Lösungen liegen, erfasse ich erst, wenn ich einen Zugang finde zu dem Kraftfeld und zu den Dimensionen der Seele, welche den einzelnen und seine Familie übersteigen."*

Die Familienseele kann niemand beeinflussen. Wenn sich der Therapeut öffnet *„für das Wirken dieser großen*

Seele durch die völlige Zurücknahme seiner Absicht und seiner Rücksichtnahme auf das, was er vielleicht fürchtet, einschließlich der Furcht zu scheitern", kommt ihm vielleicht etwas in den Sinn, das den nächsten Schritt erlaubt (S. 26). Damit formuliert Hellinger einen hohen spirituellen Anspruch an alle Beteiligten, die sich als Sprachrohr einer höheren Dimension verstehen. Dem Urteil der allwissend geglaubten Familienseele wagt sich denn auch fast niemand zu widersetzen. Doch Hellinger schränkt ein, dass der Klient diese Einsicht oft nicht aushält. Der Therapeut soll sich auch hier dem größeren Ganzen beugen und sich nicht, auch wenn es hart erscheint, in das Schicksal der Familie des Klienten verstricken (S. 26).

In Aufstellungen nach Hellinger unterwerfen sich die Klienten den Aussagen des allwissenden Feldes oder der Familienseele, die sich durch die Stellvertreter äußert. Die Frage sei erlaubt, wie ein Klient, der mit der Aussage des wissenden Feldes nicht einverstanden ist, unterscheiden kann, ob er die Wahrheit nicht aushält oder ob die Aussagen der Stellvertreter schlicht und ergreifend nicht zutreffen? Höhere Dimensionen entziehen sich bekanntlich jeglicher Analyse und so ist der Klient darauf angewiesen, dass Therapeut und Stellvertreter tatsächlich in der Lage sind, jene Leere und Absichtslosigkeit in sich wachzurufen, die längst nicht alle buddhistischen Mönche nach jahrzehntelanger Übung und Meditation erreichen.

Deshalb besteht für die Klienten die nicht unerhebliche Gefahr, einer Gruppe von Menschen und deren Sicht von der „Wahrheit" ausgeliefert zu sein, ohne den Ablauf beeinflussen zu können. Sprechen ist dem Klienten beim Familien-Stellen ja verboten! Und diejenigen, die nicht einverstanden sind und dies zum Ausdruck bringen, erfahren oft genug eben nicht die von Hellinger empfohlene Zurückhaltung des Handelns, sondern werden vom Gruppenleiter und der Gruppe abgewertet und zuweilen sogar ausgeschlossen. Dies ist oft genug geschehen und das muss man erst einmal aushalten können, denn das erneute Erleben von Ohnmacht und Abwertung erinnert viele Menschen an frühere traumatische Situationen.

Die Suizide und die Retraumatisierungen nach Aufstellungen haben das Familienstellen in Deutschland in Verruf gebracht. Da viele nicht wissen, dass es verschiedene Aufstellungs-Methoden gibt, berichteten Teilnehmer unserer Seminare, sie seien dringend davor gewarnt worden, an einer Aufstellung teilzunehmen. Diese Besorgnis verstehen wir gut. Wir können Ihnen daher nur empfehlen, sich selbst ein Bild zu machen und sich nur dem Therapeuten anzuvertrauen, der Ihres Vertrauens würdig ist. Und das entscheiden Sie!

Die fachliche Auseinandersetzung mit dem Familien-Stellen Bert Hellingers

Als Professor Dr. Fritz B. Simon, Autor von 22 Büchern über systemische Psychologie, in der Zeitschrift *„Psychologie Heute"* (7/98) als einer der ersten schrieb: *„Bert Hellingers Methoden haben mit der systemischen Therapie nichts gemeinsam. Wer beide in einem Atemzug nennt, betreibt Etikettenschwindel"*, stieß er damit eine heftige Diskussion über das in dieser Zeit sehr populäre Familien-Stellen an. Diese Diskussion war leider selten geprägt von wissenschaftlicher Erkenntnissuche, sondern artete oft in grobe Polemik aus. Wir erlebten dies selbst bei einem Vortrag, den Hellinger 1998 in Dornbirn gab. Als ihm eine Frage nicht passte, machte er die Fragestellerin vor einigen hundert Zuschauern lächerlich. Dass seine Anhänger diese Haltung übernahmen, sollte nicht erstaunen. Wer etwas gegen Hellinger zu sagen wagte, wurde nicht nur wegen seiner anderen Meinung angegriffen: Viele „Jünger" schreckten nicht davor zurück, auch die Persönlichkeit des Kritikers zu beleidigen.

Der Herausgeber der Bücher Bert Hellingers, Gunthart Weber, ist ein bekannter systemischer Therapeut. Er nannte das, was Hellinger machte, „systemisch", indem er dessen erstem Buch den Titel gab *„Zweierlei Glück, die systemische Psychotherapie Bert Hellingers"* (2001). Damit initiierte er ein folgenschweres Missverständnis, denn von der Öffentlichkeit wurde die systemische Psychotherapie mit dem Familien-Stellen nach

Hellinger gleichgesetzt. Als sich kritische Meldungen in der Presse häuften, gaben die Fachverbände eine Stellungnahme ab. Die Deutsche Gesellschaft für Systemische Therapie und Familientherapie veröffentlichte im Februar 2003 folgende Erklärung (Abdruck mit freundlicher Genehmigung des Verbands)):

„Stellungnahme der DGSF zum Thema Familienaufstellungen, zuletzt verändert am 25.11.2011

In den letzten Jahren hat das «Familienaufstellen» (nach Bert Hellinger) nicht nur in Fachkreisen eine sehr kontroverse Diskussion ausgelöst. Da diese Methode sowohl von ihren VertreterInnen als auch von KritikerInnen immer wieder als «systemisch» gekennzeichnet wird und wegen zahlreicher direkter Anfragen formuliert der Vorstand der DGSF im Folgenden seine Position zu diesem Themenkomplex.

Ziel ist es, einerseits die positiven Aspekte der Familienaufstellungen anzuerkennen, die im Rahmen Systemischer Therapie und Beratung hilfreich sein können, andererseits aber zu einem kritisch-reflektierten Umgang mit dieser Methode anzuregen, auf die Gefahr unerwünschter Nebenwirkungen hinzuweisen und Unvereinbarkeiten mit systemischer Theorie und Praxis aufzuzeigen.

Theorie und Methodik der Familienaufstellung gehen zurück auf die Mehrgenerationen-Perspektive der Familientherapie, auf die Methoden der Familienrekonstruktionsarbeit und vor allem das Stellen von Familienskulpturen, die wichtiger Bestandteil der Systemischen Therapie sind. Innerhalb Systemischer Therapie und Beratung wird das Individuum u. a. als familiengeprägtes Wesen verstanden, dessen Entwicklungs- und Handlungsmöglichkeiten durch die Geschichte der vorhergehenden Generationen, durch überkommene Regeln, Muster und Loyalitäten stark mitbestimmt werden. Techniken wie die Genogrammarbeit oder das Stellen von Familienskulpturen sollen dem Einzelnen neue Bewertungsmöglichkeiten der Familiengeschichte und damit zusätzliche eigene Verhaltensmöglichkeiten eröffnen. Dazu bedarf es eines Therapeuten, der weiß, dass er nicht die «wahre» Sicht kennen kann, der den KlientInnen und ihrer Sichtweise mit empathischer Sensibilität und Respekt begegnet, ihre Autonomie achtet sowie Vielfalt und eine Erweiterung von Handlungsoptionen auf Seiten der KlientInnen fördert. Diese Sichtweise und die genannten Methoden sind integraler Bestandteil der Systemischen Therapie und Beratung. TherapeutInnen, die Familienaufstellungen unter den genannten Prämissen in ihrer Arbeit nutzen, finden insoweit Unterstützung durch den Vorstand der DGSF.

Die Praxis der Familienaufstellungen nach Bert Hellinger gibt dem Vorstand jedoch Anlass zu deutlicher Kritik und zu Befürchtungen bezüglich einer möglichen Gefährdung von KlientInnen.

Da ist zunächst einmal der Protagonist der Familienaufstellungen Bert Hellinger zu nennen. Seit mehr als einem Jahrzehnt ist es u.a. sein Markenzeichen, dass er in Großveranstaltungen publikumswirksame Familienaufstellungen durchführt. Schon hier ergeben sich Fragen nach der Rollendefinition des Therapeuten und seiner Beziehungsdefinition innerhalb der Trias Publikum-Klient-Therapeut. Zudem haben Hellingers Auftritte viel zu dem Bild beigetragen, dass Familienaufstellungen als «Ultra-Kurz-Event» große Veränderungen herbeiführen können. In den Familienaufstellungen postuliert er die Existenz vorgegebener Grundordnungen und Hierarchien und vertritt seine Konzepte, Interpretationen und Interventionen immer wieder mit einer Absolutheit, die die Autonomie der KlientInnen enorm einschränkt. Gleichzeitig entzieht er sich einer ernsthaften und kritischen Diskussion seiner Vorgehensweisen und scheint sich lieber von einer «gläubigen» Anhängerschar bewundern zu lassen. Dies führt zu einer Aura des «Nicht-Kritisierbaren», die mit dem Selbstverständnis der Systemischen Therapie unvereinbar ist. Der Vorstand der DGSF wünscht sich deshalb von systemischen TherapeutInnen und BeraterInnen einen kritischen, respektlosen Umgang mit Vorgehens- und Verhaltensweisen von Bert Hellinger, und erhofft von den renommierten Praktikern der Familienaufstellungen die Fähigkeit, sich von Bert Hellinger zu emanzipieren.

Auch die reale Praxis der Familienaufstellungen ist zu einem nicht geringen Teil als kritisch, ethisch nicht vertretbar und gefährlich für die Betroffenen zu beurteilen. Letzteres gilt z.B. für die immer wieder unter der Überschrift «Familienaufstellungen» angekündigten Gruppenveranstaltungen, in denen ohne ausreichende therapeutische Rahmung, vor allem ohne die persönliche Beziehung zu dem Therapeuten, den Klienten suggeriert wird, dass selbst gravierende psychische Problemsituationen durch eine einzige Familienaufstellung grundlegend verändert werden. Erwartungsvolle Klienten werden hier in Großgruppen zum Teil schutzlos dem in seinen Auswirkungen nicht zu kalkulierenden Handeln eines oftmals unzureichend ausgebildeten Therapeuten ausgeliefert. Gleiches gilt für die Verallgemeinerungen und Vereinfachungen von aus dem Kontext einer bestimmten Familienaufstellung herausgerissenen Aussagen, die «kleine Hellingers» zu bewertenden und normativen Leit- und Lebenssätzen umformulieren. Führende Repräsentanten der Familienaufstellungen, allen voran Bert Hellinger, müssen sich den Vorwurf gefallen lassen, dass die Art und Weise, wie sie die Methode «Familienaufstellung» zur Zeit darstellen und anbieten, zu solchen Auswüchsen einlädt – und dass sie nicht ausreichend etwas dagegen tun.

Sollen die Möglichkeiten der Familienaufstellung innerhalb der Systemischen Therapie und Beratung genutzt werden, gelten nach Ansicht des Vorstandes folgende Bedingungen: Familienaufstellungen können als eine Methode innerhalb der Systemischen Therapie eingesetzt werden, wenn systemische Grundprinzipien gewahrt bleiben, beispielsweise

- die Neutralität und Allparteilichkeit gegenüber Personen und Ideen,
- das therapeutische Postulat, die Wahlmöglichkeit der KlientInnen zu erhöhen,
- und das therapeutische Selbstverständnis, dass die Klientin oder der Klient jeweils Fachfrau oder Fachmann für die eigenen Ziele ist und die TherapeutIn sich darauf beschränkt, gute Bedingungen für neue Lösungsmöglichkeiten zu schaffen,
- wenn zudem Aussagen von «Stellvertretern» und Therapeuten als Hypothesen gewertet werden und den KlientInnen jederzeit die Möglichkeit belassen wird, sie als momentan nicht nützlich zu verwerfen,
- und wenn Familienaufstellungen in einen längeren Prozess von Systemischer Therapie und Beratung eingebettet sind und nur einen Bestandteil eines therapeutischen/beraterischen Prozesses darstellen.

Familienaufstellungen im systemischen Kontext dürfen nur von TherapeutInnen/BeraterInnen durchgeführt werden, die eine fundierte Fortbildung in Systemischer Therapie/Beratung absolviert haben und die fundierte beraterische und therapeutische Praxiserfahrung mitbringen.

Familienaufstellungen in Großgruppen mit dem Ziel des Publikumseffekts werden als unethisch abgelehnt.

Nicht Bert Hellinger als normensetzender Guru, sondern ein breiter wissenschaftlicher Diskurs von Fachleuten innerhalb der Systemischen Therapie und Beratung definiert die Methodik der Familienaufstellung und entwickelt sie so weiter, dass keine Diskrepanzen zu den Grundannahmen des systemischen Ansatzes auftreten.

Führende Repräsentanten der Familienaufstellung übernehmen nicht nur die Verantwortung für ihr eigenes methodisches Vorgehen, sondern auch insofern, als sie auf unethisches und unverantwortliches Verhalten von FamilienaufstellerInnen hinweisen und sich für Qualitätssicherung durch fundierte Fortbildung und Praxisevaluation einsetzen.
Vorstand der DGSF – Köln, Februar 2003" (www.dgsf.org).

2004 widmete die DGSF dem Thema „Familien-Stellen" ein ganzes Heft (35/3) ihrer Zeitschrift „*Kontext*". Dass die darauf einsetzenden Diskussionen nicht immer sachlich verliefen, hörten wir persönlich vom Leiter der Geschäftsstelle. Auch der zweite große Dachverband, die „*Systemische Gesellschaft*" veröffentlichte eine Erklärung. Interessierte können diese unter *www.syhom.de/dokumente/potsdamererklaerung.pdf* nachlesen.

Auch heute wird die systemische Psychotherapie in Deutschland von der Öffentlichkeit mit dem Familien-Stellen nach Hellinger verwechselt. Auf der Leipziger Buchmesse, die wir 2009 mit unserem Verlag als Aussteller besuchten, wurden wir nicht nur von Besuchern, sondern auch von Kollegen anderer therapeutischer Richtungen wegen der von „uns“ durchgeführten „traumatisierenden Interventionen“ angepöbelt. Es reichte diesen Menschen aus, das Wort „systemisch“ in unserem Verlagsnamen zu lesen.

Dabei waren wir unter den ersten, die bereits im Jahre 2000 durch unser Buch „*Alltagswege zur Liebe, Familienstellen als Erkenntnisprozess*“, das im Ibera-Verlag in Wien erschien, darauf hinwiesen, dass Hellinger kein systemischer Therapeut und das von ihm durchgeführte Familien-Stellen keine Intervention der systemischen Psychotherapie ist und beschrieben, wie systemisches Aufstellen funktionieren kann. Wir denken deshalb, dass es uns zusteht, über systemisch richtiges Aufstellen zu schreiben. Soviel zur Geschichte des Familienstellens, die nach inzwischen über 4000 durchgeführten Aufstellungen auch ein Teil unserer Geschichte ist.

Und was bedeutet „systemisch“?

Das Wort „Systemik“ wird häufig falsch verstanden. Einige verwechseln es mit „Systematik“, andere meinen, dass man damit die Aufstellungsarbeit bezeichne. Beides ist falsch. Obwohl selbstverständlich systematisch gearbeitet und Systemik unter anderem auch in Aufstellungen angewandt wird, hat der Begriff eine andere Bedeutung: Es ist die Bezeichnung für *die Gesetze, die Strukturen und die Funktionsweisen,* die in Systemen beobachtet werden. Der Begriff „System“ wird auf verschiedene Fachgebiete angewendet.

Was ist ein System? Ein System ist eine Einheit, die sich aus verschiedenen einzelnen Komponenten zusammensetzt. Trotz der Vielfalt seiner Teile ist ein System als Einheit zu erkennen. Die am System beteiligten Komponenten sind nicht zufällig zusammen: Sie pflegen längerfristige Beziehungen zu den anderen Teilen und kommunizieren mit ihnen.

Wir unterscheiden zwischen lebendigen offenen und geschlossenen Systemen. Die lebendigen offenen Systeme setzen sich aus Lebewesen zusammen: das Rudel Wölfe, das Korallenriff, der Bienenschwarm oder die Familie. Lebendige Systeme sind deshalb „offen“, weil sie sich mit ihrer Umwelt austauschen. Auch den einzelnen Menschen kann man als System begreifen, weil sich seine Persönlichkeit aus verschiedenen Fähigkeiten oder Aspekten zusammensetzt. Geschlossene Systeme finden wir in der Technik: die Komponenten einer Zentralheizung, das Innenleben der Autos oder das Zusammenwirken verschiedener Computerprogramme in Abstimmung auf den Rechner.

Lebendige Systeme funktionieren nach Regeln oder Gesetzen. Diese Gesetze werden nicht von außen gegeben: Sie zeigen sich den beobachtenden Forschern und bilden die Grundlage systemischen Denkens und Handelns. Sie sind logisch und in den verschiedensten Fachgebieten wissenschaftlich überprüft worden. Alle Interventionen in einer systemischen Aufstellung basieren auf diesen Gesetzen. Im Folgenden fassen wir die wichtigsten für Sie zusammen:

Das Ganze ist mehr als die Summe seiner Teile

Bestimmt kennen Sie den Spruch „*Blut ist dicker als Wasser.*“ Gemeint ist damit nicht der Vergleich zwischen der chemischen Zusammensetzung von Blut und Wasser, sondern damit wird ausgedrückt, dass die Blutsverwandtschaft einen besonderen vorrangigen Stellenwert hat. Von Deutschen, die ausgewandert waren und nach einigen Jahren nach Deutschland zurückkehrten, hörten wir nicht nur einmal als Grund für den Sinneswandel: „Erst im Ausland ist uns klargeworden, dass die Familie das Wichtigste im Leben ist.“

Das, was die Familie ausmacht, lässt sich kaum in Worte fassen. Liebe, Vertrauen, Zuneigung, Dankbarkeit, Zugehörigkeit aber auch Ärger, Enttäuschung,

Wut und Entfremdung. Im Gegensatz zu Freunden, von denen man sich trennen kann, wenn die Lebenswege auseinandergehen, haben die meisten Menschen Schwierigkeiten, sich von ihren Familien dauerhaft zu trennen; und wenn sie es tun, bleibt meist ein ungutes Gefühl zurück.

Für viele zerbricht bei einer Scheidung viel mehr als nur die Ehe: das Konzept von der Familie als Ort der Zuflucht und Geborgenheit. Viele Geschiedene mit Kindern sagen, dass sie diesen Schritt als persönliches Versagen empfänden. Eine Familie ist eben mehr als zwei Erwachsene und deren Kinder.

Selbsterhaltung

Menschen sind ungeheuer anpassungsfähig, sonst hätte die Rasse „homo sapiens" sicher nicht so viele tausend Jahren überlebt. Familien müssen sich ständig an immer neue Situationen anpassen. Die unterschiedlichen Entwicklungsphasen der Kinder, Krankheiten, Arbeitslosigkeit, Stellenwechsel, Partnerschaftskrisen und Todesfälle gehören zu den natürlichen Krisen, die jede Familie treffen können und die Beteiligten zwingen, sich anders als gewohnt zu verhalten, um die neue Situation zu bewältigen. Darum bezeichnen wir das Gleichgewicht in lebendigen Systemen als *Fließgleichgewicht*. Jedes Familienmitglied leistet dazu seinen Beitrag, auch die Kinder. Die Familie als lebendiges System verfügt also über die Fähigkeit, sich selbst zu erhalten.

Feedback
Wie schafft es die Familie, trotz der ständigen Veränderungen im Gleichgewicht zu bleiben? Sie schafft es, weil alle Mitglieder Nachrichten über das Leben austauschen, indem sie durch verbale und nonverbale Signale Feedback geben. Wenn das Kind z. B. lauscht, wie der Gang des Vaters klingt, wenn er durch die Haustür tritt, um herauszufinden, ob er betrunken oder nüchtern ist, kann es sich dank dieses Feedbacks so verhalten, dass es nicht in die Schusslinie der väterlichen Aggressionen gerät. Ganz gleich, ob in einer Familie konstruktiv geredet, aggressiv gebrüllt oder beleidigt geschwiegen wird, gibt die Art der Kommunikation den Mitgliedern Informationen, auf die alle reagieren.

Zirkularität
Da jeder auf den anderen einwirkt, beeinflusst eine Veränderung in einem Teil des Systems notwendigerweise das gesamte System. Die Informationen, die von einem Mitglied weitergegeben werden, wirken sich auf alle anderen aus. Ein pubertierendes Kind kann, wie alle betroffenen Eltern wissen, das Familienklima ganz schön „aufmischen". Das Kind wird dagegen hundertprozentig überzeugt sein, dass allein die „spießige" Einstellung seiner Eltern verantwortlich für die schlechte Stimmung in der Familie sei, und vielleicht tragen die Eltern, die das aufsässige Verhalten des Kindes erwarten oder dem Kind einen grö-

ßeren Spielraum verweigern, tatsächlich erheblich zu den Spannungen bei.

Die Familie kommuniziert auch mit ihrer Umwelt, und die Umwelt wirkt auf die Familie. Einflüsse, denen Kinder ausgesetzt sind, stammen oft genug aus dem Kindergarten oder der Schule. Der Stress im Beruf des Vaters oder der Mutter kann auf das Familienklima abfärben. So beeinflusst das Verhalten des einen das Verhalten des anderen. Obwohl das eigentlich jedem klar ist, tun Menschen oft so, als sei *nur* der andere verantwortlich für auftretende Schwierigkeiten. Es gibt in Familien jedoch immer ellenlange Geschichten über Beziehungen und Konflikte. Aufgrund der selektiven Wahrnehmung der Beteiligten wird jedoch meist nur das Verhalten desjenigen erinnert, der uns zu dieser oder jener Reaktion veranlasste. Unsere eigene Beteiligung daran kriegen wir schlichtweg nicht mit.

Die Wahrheit ist: Alle sind beteiligt, jeder leistet seinen Anteil an der Familiendynamik und lösen können wir Schwierigkeiten nur, wenn wir uns diese Dynamik anschauen. Erinnern Sie sich an das Kapitel über Virginia Satir? Sie erfand die Familientherapie, weil sie verstanden hatte, dass die *ganze* Familie ein Problem hat. Abschließend möchten wir Ihnen das Thema „Zirkularität" durch eine unserer Lieblingsfiguren aus der Literatur verdeutlichen, den Mullah Nasrudin, den der Sufimeister Maulana Jalaluddin Rumi, der Begründer des Ordens der Wirbelnden Derwische, im dreizehnten

Jahrhundert zur humorvollen Belehrung seiner Schüler erschuf:

„Nasrudin wanderte eines Tages eine verlassene Straße entlang. Die Nacht brach gerade herein, als er einen Trupp Reiter erspähte, der ihm entgegenkam. Seine Phantasie begann zu spielen: Er befürchtete, die Reiter könnten ihn ausrauben oder in die Armee zwangsverpflichten. Seine Angst wurde so groß, dass er über eine Mauer sprang und sich auf einem Friedhof wiederfand. Die anderen Reisenden jedoch, der von Nasrudin unterstellten Absichten völlig unverdächtig, wurden neugierig und folgten ihm. Als sie ihn fanden, lag er regungslos am Boden. Einer der Reiter fragte. „Können wir Ihnen helfen – warum befinden Sie sich in dieser misslichen Lage?“ Nasrudin erkannte, dass er sich geirrt hatte, und entgegnete: „Das ist schwerer zu erklären, als Sie annehmen. Sehen Sie, ich bin hier Ihretwegen – und Sie, Sie sind meinetwegen hier“ (Schah, S. 70).

Hierarchie

Lebendige Systeme sind hierarchisch geordnet. Diese Regel wird häufig missverstanden. Es geht hier nicht darum, dass „einer die Hosen anhaben“ muss, also um autoritäre Dominanz. Der Begriff „Hierarchie“ bezieht sich auf die Verteilung von Verantwortung und die damit verbundenen Aufgaben. Dies betrifft vor allem die Führungsrollen. Verantwortung kann nur derjenige tragen, der dazu von seinen Ressourcen her in der Lage ist, z.B. im Wolfsrudel das männliche und das weiblich Alphatier. Hundehalter wissen, dass sie nur dann ein entspanntes, folgsames Tier haben, wenn sie die Alpharolle für den Hund glaubhaft verkörpern.

In Familien bedeutet diese Regel, dass die Erwachsenen nicht nur die Verantwortung für die Ernährung, Pflege und Erziehung der Kinder haben, sondern auch für die Regelung ihrer eigenen Angelegenheiten. Nur wenn die Erwachsenen diese Aufgaben selbst erledigen, können Kinder entspannte Kinder sein und sich gut entwickeln.Wenn Erwachsene aus Gründen ihrer eigenen persönlichen Geschichte mit ihren Kinder jedoch so umgehen, als wären diese schon erwachsen, dann sind solche Kinder genötigt, Rollen zu übernehmen, die sie überfordern. Gleichzeitig wird ihnen damit die Möglichkeit genommen, ihre ihnen angemessene Kinderrolle zu leben.

Es gibt sehr viele Kinder, die so tun müssen, als seien sie erwachsen. Es sind nicht nur die Kinder aus Alkoholiker-Familien, die Schnaps besorgen oder Flaschen verschwinden lassen. Diejenigen, die ständig ihre kleinen Geschwister versorgen müssen, gehören genauso dazu wie diejenigen, die ihre Eltern emotional stützen, indem sie die „kleinen Sonnenscheine" mit immer guter Laune verkörpern oder indem sie sich die Paarprobleme der Eltern anhören und versuchen, die Ehekonflikte der Eltern zu lindern oder zu verhindern.

Wenn ein Vater seine Rolle verweigert, kann ein Kind diesen Platz einnehmen und sich dabei zu einem kleinen Tyrannen entwickeln. Wenn die Mutter ihre Rolle nicht ausfüllt und ein Kind einspringt, wird dieses Kind unweigerlich Konflikte mit seinen Geschwistern haben, die sich die erzieherischen Versuche des Geschwisterkindes in der Regel nicht bieten lassen. Nicht nur, dass solche Kinder keine entspannte Kindheit haben. Darüber hinaus ist das spätere Erwachsensein belastet. Wer nicht richtig Kind sein durfte, kann das Kind-Sein nicht aufgeben, da die dort nötigen Entwicklungsschritte noch nicht gegangen sind.

Wir Therapeuten merken daran, dass der Erwachsene früher einmal ein Kind war, das so tun musste, als sei es erwachsen, dass sich der Betroffene vor allem bei Belastung wie ein überfordertes Kind verhält. Die Einhaltung der hierarchischen Regel in der Familie bedeutet also, dass die Erwachsenen ihre emotionalen Schwierigkeiten selbst lösen und ihre Aufgaben als Eltern erfüllen. Dann können Kinder die besonderen Lernschritte der Kindheit tun und zu starken, verantwortungsbewussten erwachsenen Persönlichkeiten reifen.

Lebendige Systeme erklären sich selbst

Da sich lebendige Systeme selbst stabilisieren und erhalten, zeigen sie uns durch das Verhalten ihrer Mitglieder, wie sie ihr Gleichgewicht halten. Sie erklären sich quasi selbst. Wenn wir also wissen wollen, wodurch sich eine Familie stabilisiert, können wir aus dem Verhalten der einzelnen Mitglieder auf die zugrunde liegenden Regeln und Glaubenssätze schließen. Diese Mischung aus Regeln und Überzeugungen nennen wir „Muster“. In systemischen Aufstellungen arbeiten wir hauptsächlich auf der „Musterebene“.

Alles, was die Mitglieder einer Familie tun, soll das Gleichgewicht in der Familie stabilisieren. Dies gilt erstaunlicherweise auch für Verhalten, das die Familie ablehnt oder gar bekämpft. Systemische Therapeuten fragen sich deshalb, *wozu* das abgelehnte Verhalten dienen könnte.

Zusammenfassung

- Ein System ist ein Ganzes, das aus verschiedenen, miteinander im Austausch stehenden Teilen besteht.
- Das Ganze ist mehr als die Summe seiner Teile.
- Es gibt geschlossene und offene Systeme: Geschlossene Systeme finden sich vor allem im Bereich der Technik. Offene Systeme interagieren mit der Umwelt. Alle lebendigen Systeme sind weitgehend offen. Sie haben durchlässige Grenzen.
- Lebendige Systeme erhalten sich selbst. Sie erreichen durch dynamische Interaktionen ein Fließgleichgewicht. Obwohl das System ständig in Bewegung ist, gibt es Regulierungsmechanismen – zum Beispiel „Feedbackschleifen“ oder Rückkopp-

lungen –, um den Zustand des Fließgleichgewichts aufrechtzuerhalten.

- Da jedes Mitglied eines Systems auf das andere einwirkt, beeinflusst eine Veränderung in einem Teil des Systems notwendigerweise das Ganze.
- Lebendige Systeme sind immer hierarchisch geordnet.
- Da sich Systeme selbst erhalten, erklären sie sich auch selbst. Wenn wir (aus therapeutischen Gründen) wissen wollen, wodurch sich Familien stabilisieren, können wir z. B. aus dem Verhalten der einzelnen Mitglieder auf die zugrunde liegenden Regeln und Glaubenssätze schließen. Diese Verhaltensmuster sind nützlich, um das Gleichgewicht in Familien zu erhalten. Auch psychische oder psychosomatische Symptome können unbewusste Reaktionen auf das emotionale Klima in Familien sein und dazu dienen, das System zu stabilisieren.

Der Umgang des systemischen Therapeuten mit seinem Klienten

Die Gründer des Mental Research Institute von Palo Alto, dem Geburtsort der systemischen Familientherapie, waren alle entweder nach Freud oder Jung ausgebildete Analytiker. Angeregt durch die von Gregory Bateson auf die Psychologie und Psychiatrie angewandte Systemtheorie suchten sie nach neuen Wegen, um ihren Klienten besser gerecht werden zu können. Dadurch veränderte sich nicht nur die Beziehung zwischen Therapeut und Klient, sondern auch das Therapiekonzept.

Der Klient ist der Experte

Nicht der Therapeut, sondern der Klient ist derjenige, der sich am besten und längsten kennt. Also ist er der Experte für sich und seine Seele. Er allein kennt die Lösung für sein Problem, doch diese Lösung kann er im Augenblick nicht wahrnehmen. Systemische Therapeuten arbeiten auf Augenhöhe und unterstützen ihre Klienten dabei, die eigenen Lösungen aufzudecken.

Jedes Verhalten ist ein Lösungsversuch

Das Verhalten des Einzelnen wird als logische Antwort auf sein Umfeld verstanden. Derjenige mit dem sogenannten Symptom spiegelt mit seinem Verhalten die Dynamik im System. Das störende Verhalten oder

Symptom ist der missglückte Versuch, diese Schwierigkeit zu lösen.

Die Lösung ist das Ziel

Die Handlungsmuster, mit denen der Klient das Problem zu lösen versucht, sind häufig unbewusst und stammen aus der Kindheit. Die Therapie konzentriert sich darauf, herauszufinden, wozu die Lösungsstrategie dient und wie das Problem heute mit erwachsenen Ressourcen einfacher und dem aktuellen Kontext gemäß gelöst werden kann.

Der Abschied vom Konzept des Widerstands

Der systemische Therapeut glaubt seinem Klienten, dass er sein Problem lösen möchte. Deshalb verzichtet er auf das Konzept des Widerstands. Jede Annahme des Therapeuten gilt als Hypothese. Hypothesen können vom Klienten bestätigt oder abgelehnt werden. Eine Hypothese, die der Klient ablehnt, gilt als notwendige Korrektur, die eine neue, treffendere Hypothese ermöglicht. Der systemische Psychotherapeut Prof. Dr. Giorgio Nardone sagte in einem von uns besuchten Seminar, dass er erst dann, wenn das Problem des Klienten gelöst sei, wisse, ob seine Hypothese gestimmt habe.

Der Abschied von Symbolen

Das, was der Klient sagt, wird nicht interpretiert. Seine Worte sind keine Symbole, die entschlüsselt werden müssen, sondern geben seiner subjektiven Realität Ausdruck. Systemische Therapeuten verzichten darauf, den „unbewussten Sinn" von Aussagen zu ergründen.

Transparenz und Verständlichkeit
Um sicherzugehen, dass er seinen Klienten versteht und dass er verstanden wird, verzichtet der Therapeut auf seine Fachsprache und verwendet Worte, die sein Gegenüber versteht. Immer wieder versichert er sich, ob er das, was ihm mitgeteilt wurde, richtig verstanden hat. Darüber hinaus arbeitet der Therapeut transparent, d.h. er erklärt, was er tut und warum er es tut.

Die Dauer der Therapie
In der systemischen Therapie definiert der Klient das Ziel, bzw. den Auftrag. Die Therapie oder Beratungseinheit ist dann beendet, wenn der Klient zufrieden ist, weil er seinen Auftrag als erfüllt ansieht. Nicht selten sind Ziele nach wenigen Sitzungen erreicht. Deshalb gilt die systemische Therapie als Kurzzeittherapie. Möchte der Klient weiterarbeiten, erfragt der Therapeut einen neuen Auftrag, womit er die Selbstbestimmung des Klienten stärkt.

Diese Neuerungen bedeuteten verständlicherweise einen empfindlichen Machtverlust für die Therapeuten. Nicht alle, auch nicht diejenigen, die systemische Therapie betreiben, konnten immer ganz darauf verzichten.

Übergriffiges Verhalten von Therapeuten kommt leider immer wieder vor. Obwohl die Patientenrechte vom Gesetzgeber gestärkt wurden, ist es immer noch nicht leicht, sich dagegen zu wehren. Viele wissen nicht, dass sie im Gegensatz zu Daten, die den Körper betreffen, keine Möglichkeit haben, die Daten einzusehen, die der Therapeut ihrer Psyche zuschreibt, obwohl diese Informationen an Dritte, – z.B. die Krankenkasse – weitergegeben werden. So bleibt der Patient in der schwächeren Position und hat wenig Möglichkeiten sich zu wehren, wenn er merkt, dass ihm die Therapie nicht nützt.

Aber auch wenn der Therapeut „alles richtig" macht, muss die „Chemie" nicht stimmen. Was bei dem einen gut klappt, ist für den anderen untragbar. Aus diesem Grund haben wir aufgehört, Kollegen oder Kliniken zu empfehlen. Die Verantwortung für die Wahl Ihres Therapeuten kann Ihnen niemand abnehmen. Prüfen Sie und dann entscheiden Sie selbst.

Die Vorbereitung (!)

Wir sind grundsätzlich der Meinung, dass es nicht schädlich ist, sich vor der Aufstellung über das Problem und seine Hintergründe zu informieren. Im Gegenteil! Wir halten es für verantwortungslos, das nicht zu tun! Eine Anamnese ist die Vorbedingung für jegliche professionelle therapeutische Arbeit. Um uns ein möglichst genaues Bild über die Situation zu verschaffen, brauchen wir, bevor wir aufstellen, folgende Informationen:

- ein Genogramm oder einen Stammbaum,
- eine Schilderung der wichtigsten Ereignisse,
- Krankheiten, Symptome, Störungen, an denen Mitglieder der Familie leiden oder gelitten haben und/oder an denen der Klient leidet oder gelitten hat,
- den Auftrag und das gewünschte Ziel.

Erst dann können wir beurteilen, ob eine Aufstellung die passende Intervention ist.

Die eigene innere Welt erkunden

In der systemischen Therapie gehen wir grundsätzlich davon aus, dass jeder Mensch die Welt durch „seine Brille“ sieht und interpretiert. In der Aufstellung befassen wir uns damit, *wie* jemand die Realität bewertet und *wozu* er diese Bewertung in seinem Leben nutzt.

Natürlich spielen auch Fakten eine Rolle. Darunter verstehen wir alles, was von außen auf die Familie einwirkt wie z.B. die politische und gesellschaftliche Entwicklung eines Landes, Krieg, Naturkatastrophen, der religiöse Kontext, Krankheiten, Todesfälle, Verstöße gegen das Gesetz usw.

Wie sich ein Mensch in seiner Familie selbst erlebt, hängt von vielen Faktoren ab. Grundsätzlich nehmen Eltern die Familie völlig anders wahr als ihre Kinder. Bei den Kindern spielen Geschlecht und Position in der Geschwisterfolge eine wichtige Rolle. Eine Aufstellung kann dieses eigene innere Bild der Familie in der Außenwelt sichtbar, spürbar und erlebbar machen.

Meist setzt sich das innere Bild sowohl aus Fakten als auch aus Geschichten zusammen, die jedes Mitglied der Familie ein wenig anders erzählen würde. Das liegt zum einen daran, dass sich das Langzeitgedächtnis erst langsam entwickelt und die erinnerten Erlebnisse der Kindheit deshalb einem „Faktencheck“ nicht immer standhalten. Zum anderen liegt es daran, dass wir unsere eigene Beteiligung an der Dynamik meist nicht erkennen und deshalb auch nicht erinnern.

Es handelt sich also um die psychische Realität – Virginia Satir nannte sie *„Konstrukt“* –, mit der wir uns in der systemischen Aufstellung befassen. Jeder lebt in seiner psychischen Realität, seinem inneren Film, in dem er die Hauptrolle spielt. Diesem Thema widmete der Kommunikationswissenschaftler und Psychotherapeut Paul Watzlawick ein ganzes Buch, und es trägt den vielsagenden Titel: *„Wie wirklich ist die Wirklichkeit“* (2005).

Diese Erkenntnis könnte Sie erleichtern, denn bei „harten Fakten“ wären wir machtlos. Die gute Nachricht ist: Wenn es Ihr eigenes „inneres Drehbuch“ ist, das Ihnen schadet, dann können Sie es umschreiben – nur Sie! Da es letztlich die eigene, wohlgemerkt „subjektive“ Sicht und Bewertung ist, mit der wir unsere Umwelt wahrnehmen, folgt daraus, dass wir mit einer Aufstellung nur diese eigene Sicht und damit nur uns selbst verändern können. Dass sich diese Veränderung auf alle Mitglieder unserer Familie auswirken wird, ist dennoch wahrscheinlich. Um das zu erklären, braucht es keine übersinnlichen Phänomene: Würde man das veränderte Verhalten des Betroffenen mit einer Videokamera aufzeichnen, könnte man feststellen, dass er andere Signale aussendet und zwar verbale und nonverbale. Auf dieses Feedback reagieren die anderen Mitglieder der Familie.

In einer systemischen Aufstellung wird nur die subjektiv erlebte Wirklichkeit des Aufstellenden sichtbar. *Wer* der Täter ist, *wer* der Vater ist und *ob* jemand fehlt oder ausgeschlossen ist, bleibt Spekulation, sagt nichts über Tatsachen aus und schadet daher dem Aufstellenden und seinen Angehörigen viel mehr, als sie nützt. Immer wieder haben sich solche Behauptungen nach einem „Faktencheck“ als unhaltbar erwiesen. Darüber hinaus wird ein systemischer Therapeut den Stellvertretern eine so große Verantwortung – zu entscheiden, wer in einer Familie der Täter ist –, keinesfalls zumuten.

Freuen Sie sich! Sie sind der oder die Einzige, die sich ändern kann. Niemand anderes *muss* sich ändern, damit es Ihnen Schritt für Schritt immer besser geht. Damit haben Sie es selbst in der Hand, Ihr Leben zu gestalten. Wenn Sie wollen, gehen Sie es an!

Vorbereitung der eigenen Aufstellung:
Machen Sie sich klar, dass Sie in einer systemischen Aufstellung nur Ihren eigenen inneren Film von der Vergangenheit, Ihr eigenes Wertesystem, Ihre Verhaltensmuster und Glaubenssätze erkennen und verändern können.

Das Genogramm

Wir erstellen mit jedem Klienten ein Genogramm, einen Stammbaum, denn die *„Mehrgenerationenperspektive“*, das Berücksichtigen des familiären Kontextes bis mindestens zu den Großeltern, ist ein wichtiger Bestandteil der systemischen Psychotherapie.

In das Genogramm werden alle Mitglieder der Familie geschrieben – auch der Großvater, der die Großmutter geschwängert und sich dann der Verantwortung entzogen hat – oder Familienmitglieder, die nicht lange oder gar nicht gelebt haben wie z.B. totgeborene Kinder. Die Urgroßelterngeneration berücksichtigen wir in unserem Institut nur dann, wenn es bedeutende Persönlichkeiten gab – bedeutend sowohl in positiver als auch in negativer Hinsicht. So hatten wir Nachkommen von Goebbels und von Konrad Lorenz in unseren Seminaren. Bei Aufstellungen zeichnen wir das Genogramm an ein Flipchart, damit alle Teilnehmer des Seminars die Familienstruktur des Aufstellenden vor Augen haben. Ein Genogramm besteht aus Symbolen. Wir haben uns für folgendes System entschieden:

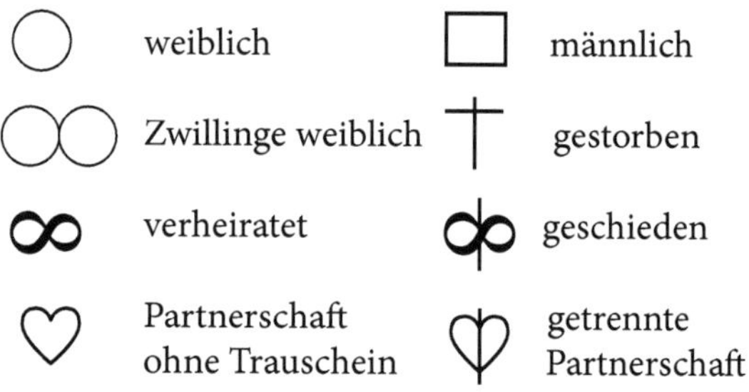

Ein fertiges Genogramm kann so aussehen:

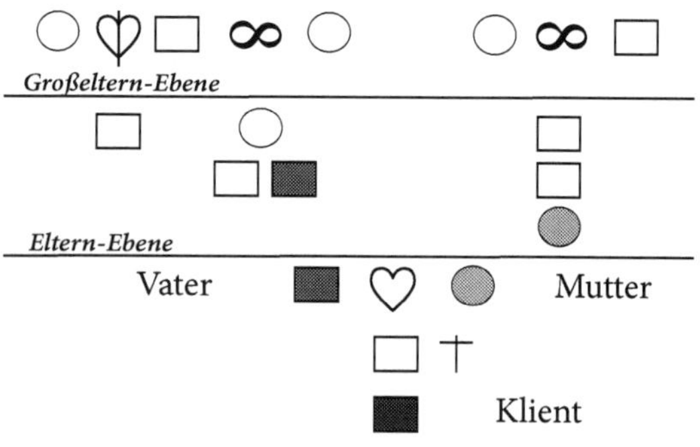

Da drei Generationen aufgezeichnet werden, stehen die Eltern sowohl als Kinder ihrer Eltern als auch als Eltern ihrer Kinder auf dem Genogramm. Um die Orientierung zu erleichtern, verwenden wir für Personen, die doppelt verzeichnet sind, entweder dieselben Symbole oder dieselben Farben.

Ein Genogramm erleichtert nicht nur die Orientierung in einem fremden Familiensystem: Hier können darüber hinaus wichtige Fakten eingetragen werden. Todesfälle, Scheidungen, wechselnde Partnerschaften werden ebenso dargestellt wie Krankheiten oder Ereignisse während des Dritten Reichs. Außerdem kann hier notiert werden, wie alt der Aufstellende z.B. bei der Flucht, bei der Scheidung der Eltern oder beim Tod eines nahen Anverwandten gewesen ist.

Darüber hinaus können wichtige Informationen zum Familienklima wie Konflikte, Koalitionen und Kontaktabbrüche eingezeichnet werden. Ein Genogramm gibt also auf „einen Blick“ einen umfassenden Überblick über das Familiensystem des Aufstellenden.

Vorbereitung auf die eigene Aufstellung:
Bereiten Sie Ihren Stammbaum vor. Klären Sie, wenn nötig, die Faktenlage mit Ihren Eltern oder Anverwandten. Besonders bei Ereignissen im Dritten Reich sind Jahreszahlen hilfreich. Vermeiden Sie Spekulationen. Wenn Sie keine Informationen erhalten, dann ist es besser, mit dem „Geheimnis“ zu arbeiten, als sich etwas auszudenken.

Mein Genogramm

Was ist geschehen und was haben Sie daraus abgeleitet? Die nächste wichtige Frage der systemischen Therapeuten sollte lauten: *Was ist geschehen?*

Dies fragen wir nicht deshalb, weil wir glauben, dass sich das Schicksal vererbt; dafür gibt es überhaupt keine wissenschaftliche Grundlage. Gleichzeitig ist unbestritten, dass sich die Erlebnisse der Vorfahren auf die Nachfahren auswirken.

Wie ist das möglich?

Die Rasse „homo sapiens“ hat deshalb überlebt, weil Menschen in der Lage sind, ihr Verhalten flexibel an die Anforderungen des Lebens anzupassen. „Survival of the fittest“, wie es auf „Neudeutsch“ heißt, bedeutet, dass diejenigen überleben, denen es am besten gelingt, mit den an sie gestellten Anforderungen klar zu kommen.

Wenn sich ein Verhalten bewährt hat, wird daraus eine Regel. Dies geschieht in den wenigsten Fällen bewusst: Meist handelt es sich um unbewusste, ungeschriebene Gesetze, die deshalb gelten, weil es allen Beteiligten völlig klar ist, dass nur so und nicht anders gehandelt werden kann.

Daraus entstehen Glaubenssätze, die, auch wenn sie nicht bewusst erinnert werden, genauestens befolgt werden. Eine Klientin, die ihr Haus nicht pflegte, entdeckte den Glaubenssatz „Zuhause ist der Ort, an dem ich mich am wenigsten wohlfühle!“ Nachdem sie dies erkannt hatte, begann sie, ihr Haus zu renovieren und schön zu gestalten.

Auch Kinder lernen diese unausgesprochenen Regeln, insbesondere die Beziehungsregeln: So wie Papa und Mama miteinander und mit den Kindern umgehen, so funktioniert eine Paar- oder Familienbeziehung. Die Ursachen für das Verhalten und die daraus entstandenen Glaubenssätze werden meist nicht erinnert. Die Richtigkeit der Regeln und Glaubenssätze wird nicht hinterfragt. Wir kennen ja nichts anderes und übernehmen folglich die elterlichen Kommunikationsmuster.

Es wird also nicht das Ereignis an sich weitergegeben, sondern die verbal und nonverbal durch die Anpassungsleistung entstandenen Verhaltensregeln und Glaubenssätze. Darin liegt zugleich die gute Botschaft: Einem übermächtigen Schicksal wären wir ausgeliefert und müssten es erfüllen, doch Verhaltensregeln und Glaubenssätze haben wir „gelernt" und können diese deshalb verändern. Deshalb fragen wir nach den prägenden Ereignissen in der Familie und in ihrem Umfeld. Solche Ereignisse sind:

Erlebnisse im Dritten Reich

Dieses Thema geht alle an. Nahezu jede Familie ist vom Dritten Reich geprägt, sei es durch persönliche Verluste oder dadurch, dass Mitglieder begeistert mitgemacht und möglicherweise auch Schuld auf sich geladen haben. Über eines können Sie allerdings sicher sein: Selbst Kinder haben mitgekriegt, dass Menschen geschmäht, misshandelt und verschleppt wurden. Und:

Alle wurden durch dieses Regime geprägt, vor allem die Kinder, die den Erziehungspraktiken der Nazis schutzlos ausgeliefert waren. Das Buch von Erika Mann *„10 Millionen Kinder"*, das schon 1938 erschien, beschreibt eindrucksvoll die Wirkung der Nazi-Erziehung auf die Kinder und deren Familien.

Prägende Erlebnisse für die Opfer waren:

- Flucht und Vertreibung, traumatische Erlebnisse durch Überfälle von Soldaten auf der Flucht;
- Verlust der Heimat und des Besitzes, ausgebombt werden;
- Verlust von Familienangehörigen durch Ermordung durch die Nazis. Dies betraf nicht nur die jüdischen Familien, sondern auch psychisch Kranke, Behinderte und politisch Andersdenkende;
- Neuanfang in der Fremde, Armut, Mobbing durch die Bevölkerung.

Die Nachkommen der Opferfamilien berichten über:

- den unausgesprochenen oder ausgesprochenen Auftrag, das Weiterbestehen der Familie oder der Kultur zu sichern;
- die Schwierigkeit, sich aus dem Familienverbund zu lösen;
- die Schwierigkeit, sich aus der Ausrichtung der Großeltern- und Elterngeneration auf die idealisierte alte Heimat zu lösen;

- den Wunsch, das eigene Leben unabhängig vom Leid der Vorfahren zu definieren.

Da die Täter aus dem Dritten Reich dazu neigen, den eigenen Beitrag zu verschweigen, können wir nur auf das eingehen, was uns die Nachkommen erzählen:

- das quälende Gefühl, dass irgendetwas „nicht mit einem stimmt“;
- das innere Wissen um ein „Geheimnis“ und das Verbot, genauer nachzufragen;
- das Leiden unter den totalitären Verhaltensweisen der Eltern, die mangelnde Akzeptanz von Fehlern oder Unvollkommenheiten;
- die Unfähigkeit, Fehler bei sich wahrzunehmen und das zwanghafte Projizieren des eigenen Schattens auf andere;

Diese Listen erheben keinen Anspruch auf Vollständigkeit. Sie können sie gerne durch eigene Erfahrungen ergänzen.

Belastende Erlebnisse in der ehemaligen DDR
Es war nicht alles schlecht in der ehemaligen DDR, doch mit den Schattenseiten haben wir in Aufstellungen zunehmend zu tun. Diese betreffen vor allem die Spitzeltätigkeit und die Verfolgung durch die Stasi. Aber auch der Doping- und Leistungszwang, dem die Sportler ausgesetzt waren, wird vermehrt von Klientinnen und Klienten angesprochen.

Krankheiten

Krankheiten fordern die Anpassungsleistung von Familien heraus, denn wir meinen hier die langwierigen chronischen Erkrankungen oder diejenigen, durch die ein Mensch ganz plötzlich verstirbt.

Chronische Erkrankungen wie zum Beispiel Krebs, Multiple Sklerose, Alzheimer und Altersdemenz stellen Familien vor Aufgaben, durch die sie ihre emotionalen und körperlichen Ressourcen häufig überfordern. Das wirkt auf das Familienklima und oft leiden die Kinder besonders darunter.

Bei den plötzlichen Todesfällen unterscheiden wir, in welchem Alter ein Mensch stirbt. Natürlich ist es immer traurig, wenn jemand plötzlich fehlt, doch ist uns bekannt, dass das Leben auf diesem Planeten endlich ist. Stirbt also ein alter Mensch, kommen wir besser damit zurecht, als wenn es ein Kind oder einen jungen Menschen trifft. Wenn dieser Mensch Mutter oder Vater war, sind die Folgen besonders schwer, je jünger die Kinder sind und je weniger Familienmitglieder einspringen können, um den Verlust aufzufangen.

Unter den chronischen Krankheiten nehmen die psychischen Krankheiten eine Sonderstellung ein. Ausgelöst durch unsere besondere Geschichte – psychisch kranke Menschen wurden im Dritten Reich umgebracht – haben wir in Deutschland eine nicht geringe Anzahl nicht diagnostizierter psychisch schwer kranker Menschen in der Großeltern- und Elterngeneration unserer

Klienten. Dies stellte eine enorme Herausforderung für die Kinder dar, die sie häufig genug völlig überforderte. Ein psychisch kranker Mensch ist unberechenbar, und so weiß das Kind nie, womit es zu rechnen hat. Daraus lernt es ein tiefes Misstrauen gegenüber anderen Menschen, und dass sich dies wenig förderlich auf spätere Partnerschaften auswirkt, muss wohl kaum erklärt werden.

Aber auch der Umgang mit durch Medikamente gut eingestellten psychisch Kranken erfordert von den Kindern eine große Anpassungsleistung. Im Vordergrund steht oft die Scham, einen psychotischen Vater, eine manisch depressive Mutter zu haben. Häufig wird versucht, dies geheim zu halten. Freunde nach Hause einzuladen, ist nicht erwünscht. So entsteht eine Parallelwelt, die Kinder schwer belasten kann.

Besonders schlimm wirkt es, wenn die psychische Erkrankung eines Elternteils in der Familie tabuisiert wird, wenn es den Kindern also nicht erlaubt ist, darüber zu sprechen. Diese Kinder entwickeln gar nicht so selten selbst schwere psychische Symptome. Sie werden buchstäblich „ver-rückt“, weil sie so tun müssen, als sei das, was sie erleben, nicht das, was sie wahrnehmen.

Suchterkrankungen

Die substantiellen Süchte nach Alkohol, Medikamenten und Drogen, aber auch die nicht-substantiellen nach Glücksspiel, Internet und Einkaufen greifen tief in das Leben von Familien ein. Die wirkliche Ursache vieler Suchterkrankungen ist häufig, dass die Betroffenen mit ihrem Leben, vor allem aber mit traumatischen Belastungen nicht klar kommen.

Nach Ende des Zweiten Weltkriegs war es politisch nicht korrekt, von einer Traumatisierung der deutschen Bevölkerung zu sprechen; zu groß wog die Schuld, die Menschen dieses Landes auf sich geladen hatten. Um sowohl mit der Traumatisierung durch den Krieg als auch mit der großen Schuld und der noch größeren Scham umgehen zu können, begannen viele Menschen, ihre Erinnerungen und Gefühle zu betäuben und z.B. in Alkohol zu ertränken.

In den Anamnesen der Teilnehmer unserer Aufstellungsseminare findet sich eine Häufung von Kriegstraumata der Großväter oder Väter mit anschließender Alkoholsucht. Aber auch Frauen sind betroffen, wenn sie eine schlimme Flucht durchgemacht oder schwere Verluste erlitten haben. Im Genogramm können wir oft genug erkennen, wie auch in den folgenden Generationen auf diese Lösungsstrategie zurückgegriffen wird (s.a. Sautter, Wenn die Seele verletzt ist, 7., erweiterte Auflage 2015. S. 127-131).

Dagegen entsteht die Sucht nach Medikamenten häufig durch die jahrelange Verschreibung von Schlaf- oder Beruhigungsmitteln. Wenn man weiß, wie schnell Menschen von solchen Medikamenten abhängig werden, wundert es, warum diese Stoffe noch so oft auf den Rezepten stehen.

Drogensucht betrifft häufig jüngere Menschen. Studien haben gezeigt, dass traumatisierte Kinder und Jugendliche vermehrt zu Drogen greifen. Eine schwer traumatisierte junge Frau sagte mir, dass sie das Leben nur bekifft aushalte. Neu ist die Sucht nach dem Internet und Computerspielen. Was da mit uns und unseren Kindern geschieht, werden wir erst in vielen Jahren wirklich ermessen können.

Jede Sucht wirkt sich auf die ganze Familie aus. Bei Alkoholsucht steht die individuelle Auswirkung des Alkohols im Vordergrund: Reagiert der Alkoholiker müde, lustig oder aggressiv? Obwohl es für die Kinder immer belastend und beschämend wirkt, wenn Vater oder Mutter sich betrinken, ist es besonders schlimm, wenn Alkoholiker aggressiv werden.

Psychosomatische Erkrankungen

Unter dieser Bezeichnung finden sich Symptome, die sich körperlich äußern, obwohl keine körperlichen Ursachen zu finden sind. Hier haben wir es mit einer Art unfreiwilligem Kanalwechsel zu tun: Wenn es nicht erlaubt ist, bestimmte Gefühle zu zeigen oder über Gefühle zu sprechen, wird das Leid auf die körperliche Ebene verlegt.

Leiden Erwachsene an psychosomatischen Symptomen, haben wir es häufig mit sehr frühen Traumatisierungen zu tun. Wurde der Säugling verlassen, vernachlässigt oder misshandelt, konnte er sich nur über den Körper ausdrücken. Menschen, die an chronischen Schmerzen leiden, sind unserer Erfahrung nach häufig früh traumatisierte Kinder.

Beziehungstrauma

Ob ein Mensch traumatisiert ist, erkennt man an den Symptomen und/oder Lösungsstrategien. Wir können uns die Diskussion darüber, ob das auslösende Ereignis traumatisch zu nennen ist, deshalb sparen. Es hängt vom Lebensalter, von der Empfindsamkeit und vom Vorhandensein oder Fehlen von Ausgleichsfaktoren ab, ob ein Mensch ein Erlebnis als Trauma abspeichert. Aus der Forschung wissen wir, dass Ausgleichsfaktoren wie z.B. eine feste Bezugsperson, die das Kind unterstützt, oder auch sein extrovertiertes Wesen, aufgrund dessen es sich Hilfe außerhalb der Familie sucht, bewirken können, dass keine unerwünschten Folgen zurückbleiben.

Das Beziehungstrauma unterscheidet sich vom traumatischen Einzelereignis dadurch, dass es viele einzelne Erlebnisse sind, die für sich genommen nicht traumatisch wirken müssen, in ihrer Gesamtheit jedoch genau diese Wirkung zeigen. Beziehungstraumata sind

- die körperliche Misshandlung
- die seelische Misshandlung
- die sexuelle Gewalt
- das Verlassen-Werden und
- paradoxe Kommunikation oder Doublebinds.

Die sexuelle Gewalt nimmt eine Sonderstellung ein, weil ein einziges Erlebnis ausreicht, um das Kind zu traumatisieren. Da die sexuelle Gewalt in Beziehungen stattfindet, gehört sie zu den Beziehungstraumata.

Körperliche Misshandlung

Unter körperlicher Misshandlung versteht man das regelmäßige oder unberechenbare Schlagen und Prügeln von Kindern. Genauso traumatisierend wirkt, wenn ein Kind Gewalt gegen seine Geschwister oder ein Elternteil miterleben muss.

Seelische Misshandlung

Unter seelischer Misshandlung versteht man das jahrelange Abwerten von Kindern. Sie werden dafür verantwortlich gemacht und bestraft, dass es sie gibt, oder sie sind schuld an der unglücklichen Beziehung der Eltern. Sie sind nicht klug genug oder zu klug, nicht schön genug oder zu schön, haben das falsche Geschlecht oder die falsche Augenfarbe. Um ein Kind seelisch zu misshandeln, muss der Täter nicht laut werden. Seelische Misshandlung findet auch in Kindergärten und Schulen statt. Im Berufsleben sagt man dazu „*Mobbing*". Mobbing ist eine mögliche Ursache für das „Burnout-Syndrom".

Das Verlassen-Werden

Je jünger ein Mensch ist, umso schneller fühlt er sich verlassen. Ein Säugling zeigt bereits nach wenigen

Stunden Anzeichen der Verzweiflung, und wenn sein Beziehungsbedürfnis nicht erfüllt wird, resigniert er. Bei Kleinkindern dauert es vielleicht knapp einen Tag. Ein Kind, das aufgrund seines Alters noch kein Zeitgefühl entwickelt hat, kann mit der Trennung von seinen Bezugspersonen nicht umgehen. Dabei spielt es für das Kind keine Rolle, aus welchem Grund die Trennung stattfindet. Wenn wir jetzt bedenken, dass Eltern erst in den achtziger Jahren der Zugang zu ihren kranken Kindern im Krankenhaus gestattet wurde, wird klar, dass viele Menschen unwissentlich an einem Verlassenheitstrauma leiden. Die Betroffenen haben gelernt, dass der Mensch, den sie am meisten lieben und brauchen, sie auf jeden Fall verlassen wird. Dass dieser meist unbewusste Glaubenssatz für Störungen in Paarbeziehungen verantwortlich ist, steht außer Zweifel. In unserer internen Statistik ist das Verlassenheitstrauma verantwortlich für viele Beziehungskrisen.

Die sexuelle Gewalt

Sexueller Missbrauch fängt im Kopf des Erwachsenen an. Es gibt keine harmlose Sexualität zwischen Erwachsenen oder älteren Jugendlichen und Kindern. Dabei muss es nicht zur Penetration kommen. Seit Kinderarztbesuche in Deutschland Pflicht sind, reisen Pädophile lieber nach Asien oder Afrika, wo sie kaum Gefahr laufen, für ihre Taten vor Gericht gebracht zu werden. Der sexuelle Missbrauch ist das Trauma, das am häufigsten vollständig verdrängt wird. Es zeigt sich bei der erwachsenen Frau oder dem erwachsenen Mann durch Symptome und typische Lösungsstrategien.

Traumatisierung durch Doublebinds

Unter dem Begriff „Doublebind" verstehen wir ein Kommunikationsmuster, bei dem das, was verbal gesagt wird, gleichzeitig durch nonverbale Signale aufgehoben wird. Dies geschieht in gewissem Maße in allen Familien. Destruktiv wirkt es nur, wenn überwiegend durch doppelte Botschaften kommuniziert wird. Dazu ein Beispiel: Es gibt Familien, in denen ein Kind einerseits ständig abgewertet wird, andererseits verlangt man Spitzenleistungen von ihm. Das Kind erhält die beiden, sich widersprechenden Botschaften:

Du bist nichts wert! – Sei perfekt!

Natürlich ist es einem vermeintlich wertlosen Menschen unmöglich, gleichzeitig perfekt zu sein.

Traumatisierend wirken Doublebinds dann, wenn derjenige, der dieser Kommunikation ausgesetzt ist, von den Sendern abhängig und gleichzeitig darauf angewiesen ist, richtig zu reagieren. Damit sind alle Kinder aus Familien mit überwiegend paradoxer Kommunikation betroffen. Da Kinder davon abhängig sind, ein verwertbares Feedback zu erhalten, verhindern häufig verwandte Doublebinds eine gesunde Entwicklung. Das Kind weiß nie, ob das, was es sagt oder fühlt, richtig ist. Es kann nicht einschätzen, ob es geliebt oder abgelehnt wird. So verpasst es viele wichtige Lernschritte, die ihm später in Beziehungen fehlen. Außerdem gewöhnt es sich daran, das Zweideutige für das Normale zu halten, und kommuniziert ebenfalls paradox. Kommunikation kann jedoch nur dann gelingen, wenn die verbalen und die nonverbalen Signale übereinstimmen. Nur dann können wir hoffen, dass wir so verstanden werden, wie wir verstanden werden wollen. Doublebinds sind ein sehr komplexes Beziehungsmuster. Allen, die mehr darüber wissen wollen, empfehlen wir unser Buch „*Wege aus der Zwickmühle, Doublebinds verstehen und lösen*" (Sautter & Sautter. 6. Auflage 2015).

Zusammenfassung

Das, was wir in unserer Kindheit in unseren Familien lernen, prägt die Art und Weise, wie wir unser Leben wahrnehmen und bewerten. Verhaltensregeln und Glaubenssätze aus der Kindheit sind in den seltensten Fällen bewusst und trotzdem werden sie weiterhin genau befolgt. Da viele dieser Regeln dem Kontext des Erwachsenen nicht mehr entsprechen, wirken sie störend und es entstehen daraus Verhaltensweisen, die den Betroffenen unglücklich machen.

Wenn wir die Prägungen kennen, können wir die Glaubenssätze ableiten und benennen und erkennen dann, welchen Regeln wir unbewusst folgen. Das ist die Voraussetzung dafür, eigene unbewusst gelernte

Verhaltensmuster und Wertesysteme wunschgemäß zu verändern. Aus diesem Grund ist es zu Beginn der Aufstellung nötig, darüber zu reflektieren, was passiert ist und was wir daraus abgeleitet haben.

Prägende Ereignisse in meiner Familie

Welche Glaubenssätze und Verhaltensregeln habe ich daraus gelernt?

Der Auftrag – Was wollen Sie erreichen?
Nachdem wir gehört haben, was in der Familie geschehen ist, kümmern wir uns im nächsten Schritt um das Problem, das Sie in die Aufstellung geführt hat. Außerdem wollen wir erfahren, welche Lösung Sie gerne mit nach Hause nehmen möchten. Systemisch korrekt gehört diese Frage an den Anfang des Gesprächs: die Frage des Therapeuten nach dem Auftrag des Klienten. Da die wenigsten Teilnehmer diesen klar formuliert haben, gehen wir seit Jahren mit gutem Erfolg von der strengen Regel ab und erarbeiten den Auftrag zusammen mit dem Klienten.

Das Problem ist fast immer gut bekannt, und unserer Erfahrung nach ist es wichtig, es angemessen zu würdigen. Damit meinen wir, dass Sie genug Zeit erhalten, um zu schildern, worunter Sie leiden. Dabei ist es hilfreich, wenn Sie sich möglichst für eine „Baustelle“ entscheiden. Die Lebensgeschichten von Menschen sind immer berührend, doch sprengt es den Rahmen, wenn Erwachsene über sechzehn Jahre ihr gesamtes Leben erzählen.

Begrenzen Sie sich bitte auf Informationen, von denen Sie denken, dass sie Ihr Problem verständlich machen. Erfahrene Therapeuten unterstützen Sie dabei mit gezielten Fragen. In unseren Seminaren möchten wir darüber hinaus wissen, ob es ein Gefühl gibt, das genau zu dem Problem passt. Dazu stellen wir folgende Fragen:

Wie genau fühlt sich das Problem an?
Wo im Körper fühlen Sie es am deutlichsten?

Dann geben wir Zeit, weil es sehr wichtig ist, das richtige Wort für das Gefühl zu finden. Das Wort „schlecht" ist zum Beispiel nicht so präzise wie die Begriffe „quälend" oder „beengend".

Wenn Sie sich körperlich erleichtert fühlen, haben Sie das richtige Wort gefunden. Ihr Körper reagiert deshalb positiv, weil Sie sich verstanden haben, und obwohl es natürlich auch wichtig ist, dass Ihr Therapeut Sie versteht, ist es besonders wichtig, dass Sie Ihre eigenen Signale richtig deuten.

Der Körper ist ein sehr guter Ratgeber, weil er uns nichts vormachen kann, was uns sowohl mit dem Verstand als auch mit dem Gefühl mit Leichtigkeit gelingt. Doch wenn sich der Körper gut fühlt, dann sind der Verstand und das Gefühl meist ebenfalls einverstanden. Diese Technik des Fokussierens kommt im Übrigen aus den USA und wird „*Focusing*" (Gendlin & Wiltschko, 2007) genannt. Nach dieser Präzisierung sollte ein systemisch arbeitender Therapeut folgende Fragen stellen:

- *Woran würden Sie merken, dass Ihr Problem gelöst ist oder sich in wünschenswerter Weise verändert?*
- *Woran würden es andere Leute merken?*

Diese oder ähnliche Fragen sollten deshalb gestellt werden, damit Ihnen und dem Therapeuten klar wird, welche Lösung *Sie* sich wünschen. Für Sie ist es deshalb hilfreich, weil Sie, wenn Sie darüber nachdenken, herausfinden können, ob das, was Sie sich vorstellen, wirklich Ihrem Wunsch entspricht. Es kommt gar nicht so selten vor, dass sich Klienten bei dem Gedanken, das Problem in der vorgestellten Form gelöst zu haben, überraschenderweise gar nicht glücklich fühlen. Sollte das der Fall sein, können Sie mit Hilfe des Therapeuten herausfinden, welche Modifizierungen Sie vornehmen können, damit Sie wirklich zufrieden sind. Diese Klärung sollte immer vor der eigentlichen Aufstellungsarbeit erfolgen, denn es ist für alle Beteiligten sehr frustrierend, an einem Thema gearbeitet zu haben, das den Kern nicht wirklich trifft. Wir stellen in unseren Seminaren zusätzlich folgende Fragen:

- *Wie fühlt sich Ihr Körper, wenn Sie das Ziel erreicht haben?*
- *Wo fühlen Sie es?*
- *Finden Sie einen passenden Namen für das Gefühl!*

Wieder geben wir genügend Zeit, damit Sie den passenden Begriff für das Gefühl finden, und wieder wird Ihr Körper Ihnen die Bestätigung geben, wenn er stimmt.

Der Therapeut muss das Ziel des Klienten kennen, damit er weiß, wie er arbeiten soll. Natürlich führen viele Wege nach Rom, aber man sollte schon wissen, ob es nach Rom oder nach Stockholm gehen soll. Verantwortlich arbeitende Therapeuten nehmen nur Aufträge an, die realistisch zu erreichen sind. Welche Aufträge sind unrealistisch?

- Wenn Sie alle Beziehungen in Ihrer Familie auf einmal klären wollen, nehmen Sie sich zu viel vor. Fangen Sie mit einer Beziehung an und bearbeiten Sie die anderen zu einem späteren Zeitpunkt.
- Wir können auch nicht bewirken, dass Sie ab jetzt immer glücklich und nie mehr zornig sind. Wir können jedoch zusammen herausfinden, ob es eine bessere Möglichkeit gibt, auf den Auslöser des Zorns zu reagieren. Dann sind Sie hoffentlich öfter glücklich als zuvor.
- Wir können keine körperlichen Erkrankungen heilen. Stattdessen können wir daran arbeiten, wie Sie sich selbst bei der Heilung besser unterstützen.
- Wir können weder Ihren Ehemann, Ihre Ehefrau, Ihre Eltern und auch nicht Ihre Kinder verändern. Sie können auch nicht für eine andere Person aufstellen, denn es ist immer nur Ihr inneres Bild und das beschreibt nur eingeschränkt die Realität anderer Menschen. Sie können jedoch herausfinden, was die beklagte Problematik mit Ihnen zu tun hat. Wenn Sie Ihre innere Position und damit auch Ihr Verhalten ändern, wird sich das zwangsläufig auf die anderen auswirken.
- Wir können nicht herausfinden, wer Sie sexuell missbraucht hat. Wenn Sie nicht wissen, wer Sie

traumatisiert hat, dann müssen Sie diese Tatsache zuerst einmal annehmen. Das Leid, das Sie tragen, wird nicht unbedingt leichter, wenn Sie wissen, wer es verursacht hat. Sie können Ihr Trauma genauso gut aufarbeiten, wenn Sie den Täter nicht kennen.

- Wir werden auch nicht herausfinden, wer Ihr Vater ist. Es gibt heute hervorragende Möglichkeiten, eine Vaterschaft zweifelsfrei zu klären.
- Sie können mit einer Aufstellung in der Regel kein Trauma heilen. Sie können jedoch einen wichtigen Schritt im Heilungsprozess tun. Ein Trauma ist eine ernste seelische Verletzung, die sich auch körperlich auswirkt. Aus diesem Grund braucht sie mehr Zeit. Vereinbaren Sie Einzelstunden mit einem Therapeuten oder einer Therapeutin Ihres Vertrauens und bearbeiten Sie das Psychotrauma langsam und sicher.

Wenn Sie sich für ein Thema entschieden haben, das realistisch zu lösen ist, dann steht dem Erfolg Ihrer Arbeit nichts mehr im Weg.

Themen, an denen ich arbeiten möchte:

Welches Thema ist mir am wichtigsten?

Welches Thema nehmen ich mir später vor?

Welchen Nutzen hat das Problem?

Wir geben zu, dass diese Frage provozierend klingt, doch geht sie von einem Grundsatz aus, den Virginia Satir formulierte: Sie war davon überzeugt, dass alles, was Menschen tun, einen Sinn hat und dazu dient, ein Problem zu lösen. Häufig entspringt die Lösungsstrategie, derer wir uns bedienen, jedoch der Vergangenheit und ist heute nicht mehr geeignet, uns in der richtigen Weise zu helfen (1995, S. 33-34). Paul Watzlawick nannte einen seiner Vorträge zu diesem Phänomen daher auch: „*Wenn die Lösung das Problem ist*" (1997).

Das, was wir in unserer Kindheit erlebt haben, hat uns geprägt. Aus dieser Zeit kennen wir eine Vielzahl von Regeln und Verhaltensmustern, von Wertvorstellungen und Glaubenssätzen, die uns zum größten Teil nicht mehr bewusst sind. Das liegt daran, dass die Prägungsphase in einem Alter stattfindet, in dem das Langzeitgedächtnis noch nicht angelegt ist.

Ein Beispiel: Es gibt Menschen, die Schwierigkeiten haben, für sich selbst einzustehen. Das kann daran liegen, dass es in der Ursprungsfamilie verboten war, nicht belohnt oder sogar bestraft wurde, dies zu tun. Vielleicht wurde stillschweigend erwartet, dass erahnt wurde, was alle anderen brauchen könnten? So geprägte Kinder erwarten dieses Verhalten später auch von ihren Partnern und sind verletzt, wenn diese nicht erraten, was ihnen gerade wichtig gewesen wäre. Wenn Sie vielleicht deshalb eine systemische Aufstellung machen wollen, weil Sie das Gefühl haben, in Ihren Beziehungen ausgenutzt zu werden oder auszubrennen, kann dieses oder ein ähnliches Beziehungsmuster dafür verantwortlich sein. Sie tun möglicherweise deshalb alles für die anderen und haben so große Schwierigkeiten, ihre eigenen Bedürfnisse zu benennen, weil Sie zum einen für dieses Verhalten in Ihrer Kindheit belohnt wurden und sich zum anderen darauf verlassen konnten, dass die anderen Mitglieder der Familie für die Befriedigung Ihrer Wünsche sorgen würden.

Eine Klärung dieser unbewussten Prägungen kann dazu dienen, die verschiedensten Beziehungskonflikte zu lösen. Es gibt eine Vielzahl solcher Regeln, die aus einer anderen Zeit und einem anderen Beziehungsmodell stammen, die heute noch, unbewusst angewandt, für eine Menge Ärger und Leid sorgen.

Es mag aber auch sein, dass die Beziehung zu Ihrer Mutter aus den unterschiedlichsten Gründen früh unterbrochen wurde. Jedes Kind sieht die Schuld für eine Trennung bei sich, ganz gleich, ob eine Krankheit, ein Todesfall oder eine wirkliche Vernachlässigung dafür verantwortlich waren. Die Betroffenen haben ganz früh gelernt, dass die Person, die ihnen am liebsten ist, diejenige sein wird, die sie verlieren werden. Deshalb tun sie alles und sind besonders fürsorglich und „lieb", um sich für den Partner oder die Partnerin quasi unentbehrlich zu machen. Ihre Beziehung gründet sich nicht nur auf Liebe, denn auf die konnten und können sie sich nicht verlassen, sondern auch auf das „Gebraucht werden". Dieses Verhaltensmuster, das man auch Co-Abhängigkeit oder die *„Sucht, gebraucht zu werden"* (Beattie, 2004) nennt, finden wir häufig bei den sogenannten „verlassenen Kindern".

Es sind jedoch nicht nur Verhaltensregeln und Glaubenssätze, die wir erlernen: Wir lernen in unserer frühen Kindheit, wie das Leben, wie Beziehungen funktionieren. Daraus entsteht ein unbewusstes Skript, eine Art Matrix, die wir immer wieder zu erfüllen versuchen. Kinder, die unter der Abwesenheit ihrer engsten Bezugspersonen gelitten haben, finden als Erwachsene häufig Partner, die entweder berufsbedingt oft abwesend sind, oder sich emotional nicht wirklich einlassen können. War die Beziehung zur Mutter belastet, hat die erwachsene Frau oft Schwierigkeiten, stabile Freundschaften mit Frauen zu schließen.

Dabei übersehen die meisten, was sie selbst dazu beitragen, dass genau das passiert, wovor sie sich am meisten fürchten. Wir nennen diesen Prozess eine *Reinszenierung*, die völlig unbewusst abläuft. Je traumatischer die Erfahrungen in der Kindheit waren, umso belastender und dramatischer sind die Inszenierungen.

Welchen Vorteil haben Reinszenierungen?

Sie dienen dazu, die Betroffenen vor der Nähe anderen Menschen zu schützen, indem sie dafür sorgen, dass die anderen auf Abstand gebracht werden, ja sogar, dass Freundschaften und Partnerschaften zerbrechen.

Lieber einsam und sicher bleiben, als an der schmerzlichen Nähe zu verzweifeln! Es erfordert viel Mut, sich mit den eigenen Inszenierungen, mit dem unbewussten Drehbuch zu konfrontieren. Doch erst, wenn man das tut, kann man sich und sein Leben in der gewünschten Weise ändern.

Aufstellungen sind ein hervorragendes therapeutisches Mittel, um sich unbewusste Verhaltensregeln, Glaubenssätze und Drehbücher bewusst zu machen und – was das Wichtigste ist – sie in gewünschter Weise zu verändern. Der erste Schritt besteht darin, sie zu erkennen, der zweite nicht weniger wichtige darin, sich selbst dafür nicht abzuwerten oder in Selbsthass oder Schuldgefühlen zu versinken, sondern zu erkennen, dass dieses Verhalten in Kinderzeiten mehr oder weniger hilfreich schien. Es sind also die Lösungsstrategien von kleinen Kindern, die wir verändern wollen. Würden Sie mit einem Kleinkind so hart ins Gericht gehen, wie Sie das mit sich selber tun? Wenn die Lösungsstrategie destruktiv war, zeigt das nur, wie schlecht es dem Kind gegangen sein muss. Wenn Sie jetzt auch noch „drauf hauen“, tun Sie genau dasselbe, wie die Menschen, die das Kind früher gequält haben.

Hass bindet uns an das Alte, und wenn Sie wirklich etwas Neues in Ihrem Leben schaffen wollen, dann sollten Sie das Kind freisprechen, das Sie selbst einmal gewesen sind. Dieses Kind braucht Ihre Sympathie und, wenn möglich, sogar Ihre Liebe, im Mindesten aber

Ihren Respekt. Dann können Sie sicher sein, dass „es“ bereit ist, „seine“ damaligen Lösungsstrategien aufzugeben und sich Ihnen und Ihrer erwachsenen neuen Lebensweise anzuschließen, damit die „Lösung“ nicht weiterhin das Problem bleibt. Wenn Sie wissen wollen, ob Sie einem unbewussten Drehbuch folgen, dann reflektieren Sie Ihre Beziehungen:

- *Gibt es ein Beziehungsmuster, das sich wiederholt?*
- *Was hat dieses Muster mit dem zu tun, was Sie als Kind in Ihrer Familie erlebt haben?*
- *Was tragen Sie mit Ihrem Verhalten dazu bei, dass genau das passiert, was Sie unbedingt verhindern wollen?*

Der Glaubenssatz, den ich verändern möchte:

Die Inszenierung, die ich in Beziehungen wiederhole:

Der Bezug zu meiner Familiengeschichte.

Die Rolle der Stellvertreter

Welche Rolle spielen die Stellvertreter in einer systemischen Aufstellung? Eine wichtige, denn ohne sie geht es nicht. Doch sicher haben sie nicht so viel Einfluss und Macht, wie bei dem nach Hellinger durchgeführten Familien-Stellen. Da dort davon ausgegangen wird, dass sich die Stellvertreter in die „*Familienseele*" einklinken, gilt das, was sie sagen, als „*die Wahrheit*", die vom Aufstellenden kritiklos hingenommen werden muss.

Wir folgen jedoch dem Postulat der systemischen Familientherapie und gehen folgerichtig davon aus, dass jeder die Welt „durch seine Brille" begreift, und das gilt auch für Stellvertreter. Das heißt für uns, dass die Stellvertreter natürlich auch Eigenes mit in die Aufstellung einbringen. Sie sprechen nicht „die Wahrheit", sondern benennen nach bestem Wissen und Gewissen, was sie in ihrer Rolle fühlen.

In systemischen Aufstellungen behalten die Therapeuten die Regie über den Therapieprozess und geben diese ganz sicher nicht an die Stellvertreter ab, die in den meisten Fällen psychotherapeutische Laien sind. Die Stellvertreter können sich entspannen. Ihre Feedbacks werden als persönliche Empfindungen und Eindrücke verstanden und von ihren Aussagen ist das Gelingen oder Misslingen der Aufstellung nicht abhängig.

Obwohl oder vielleicht auch weil wir von unseren Gruppen keine Orakelqualitäten erwarten, erleben wir nur höchst selten, dass die Aussagen eines Stellvertreters nicht hilfreich sind. Nach den Rückmeldungen der Aufstellenden in unseren Kursen ist das, was die Stellvertreter sagen, in überraschend hohem Maße stimmig. Auch wenn jeder Mensch einzigartig ist, gleichen wir uns darin, wie wir mit Beziehungsproblemen umgehen, mehr, als wir denken.

Wir erklären das Rollenverständnis in systemischen Aufstellungen gerne mit einer Metapher: Der Klient ist der Solist, die Stellvertreter sind das Orchester und der Therapeut ist der Dirigent. Nie sollte das Orchester so laut spielen, dass es den Solisten übertönt!

Für die Stellvertreter heißt das, dass sie auf einem eher niedrigen „Energielevel" bleiben. Das bedeutet, dass sie das, was sie fühlen, nicht ausagieren: In systemischen Aufstellungen wälzt sich niemand zuckend am Boden, schreit drauf los oder fällt einfach um! Solche emotionalen Ausbrüche sind natürlich bühnenwirksam, doch therapeutisch sind sie nicht nur unwirksam, sondern sogar kontraproduktiv. Wir haben in unserer Anfangszeit jedes Mal, wenn so etwas geschah, die Erfahrung gemacht, dass der Aufstellende durch Gefühlsausbrüche der Stellvertreter nicht unterstützt, sondern verunsichert wird.

Eine wichtige Aufgabe des leitenden Therapeuten ist, denjenigen zu schützen, der sich öffnet und damit sehr verletzlich wird. Dass wir damit hin und wieder Stellvertreter enttäuschen, die ganz andere Erwartungen an ihre Rolle haben, nehmen wir in Kauf. Der therapeutische Prozess des Aufstellenden und sein Gelingen haben immer Vorrang vor den persönlichen Befindlichkeiten der Stellvertreter. Derjenige, der aufstellt, ist – wie Virginia Satir es ausdrückte –, unser „Star"! Ihm gebührt die Aufmerksamkeit und er darf natürlich alle Gefühle, die er empfindet, ausdrücken.

Wie aber soll der Stellvertreter mit den in der Rolle gefühlten Emotionen umgehen?

Wenn eine Position sehr unangenehm ist, genügt es, kurz hineinzuspüren, um das Gefühl gut wahrzunehmen. Danach kann sich das Double distanzieren, denn es ist nicht seine eigene Geschichte, die es wahrnimmt. Zu unterscheiden, was das Eigene und was fremd ist, verstehen wir als eine gute Übung für den Alltag. Schöne, angenehme Gefühle darf der Stellvertreter dagegen gerne genießen; sie fallen nicht unter das „Emotionsembargo".

Wir ermuntern die Stellvertreter, gut auf sich zu achten. Wenn jemand an körperlichen Schmerzen leidet, kann er auch auf einem Hocker sitzend Rollen einnehmen. Fühlt sich jemand überfordert, dann kann er sich austauschen lassen. Es stört den Therapieprozess überhaupt nicht, wenn ein neues Double die Position übernimmt. Wird jemand ohnmächtig oder stürzt weinend aus dem Raum, weil er sich stark überfordert hat, ist das wesentlich störender, ganz zu schweigen von der persönlichen Belastung des Teilnehmers.

Warum wird jemand für eine Rolle ausgewählt?

Einige sind davon überzeugt, dass die Rolle, für die sie ausgewählt werden, etwas mit ihnen zu tun hat. Häufig sagen sie, wenn sie diese Rolle tatsächlich übernehmen sollen: „Ich habe gewusst, dass ich diese Position doubeln sollte. Das hat etwas mit mir zu tun." Ganz abgesehen davon, dass die Person für diese Rolle dann eher nicht mehr in Frage kommen, weil es wahrscheinlich ist, dass zu viel Eigenes in der Rückmeldung enthalten ist, übersehen diese Menschen, welche nonverbalen Signale sie gesendet haben, die dem Aufstellenden ihre Bereitschaft deutlich machte. Das wirkt auch umgekehrt: Es gibt kein besseres Mittel, als den Blickkontakt mit dem Aufstellenden zu vermeiden, um möglichst nicht ausgewählt zu werden. Klappt fast immer!

Besonders schwierig wird diese Haltung, wenn es um das Doubeln von Symptomen oder Tätern geht. Die Frage: „Was strahle ich aus, dass ich ausgerechnet eine Psychose oder einen Täter doubeln soll!", kann den Betroffenen das gesamte Seminar vermiesen.

Wir haben eine ganz andere Beobachtung gemacht: Da wir seit vielen Jahren mit Stellvertretern zusammenarbeiten, die fast bei jeder Aufstellung dabei sind, wissen wir, dass diese Personen für ganz unterschiedliche Rollen ausgewählt werden. Welche Rolle das ist, hängt entscheidend damit zusammen, welche Position sie in der ersten Aufstellung darstellten. Dann greift ganz einfach das Gesetz der Regelbildung: Wenn etwas einmal gut funktioniert hat, sind die Chancen hoch, dass es wieder genauso gemacht wird. Auf die Stellvertreter übertragen heißt das: Wer in der ersten Rolle den Vater gedoubelt hat, wird mit hoher Wahrscheinlichkeit wieder für den Vater ausgewählt. Dasselbe gilt für Symptom- oder Täterrollen. Statt sich den Kopf darüber zu zerbrechen, welche Resonanz hier wirksam war, kann man lernen, nein zu sagen, wenn es einem zu viel wird.: „Nein danke, ich möchte jetzt nicht mehr die Sucht/der Vater/die Mutter sein. Andere Rollen übernehme ich gerne!"

Außerdem gibt es keine „schlechten" Rollen. Wer für das Symptom oder das Problem ausgewählt wird, kann sich geehrt fühlen. Seine Rückmeldungen sind besonders wichtig, denn wenn der Aufsteller durch das Feedback des Stellvertreters eine Idee davon bekommt, wozu ihm das Problem dienen könnte, ist er der Lösung einen großen Schritt näher.

In unseren Seminaren hört das Doubeln auf, wenn die erste Befragung stattgefunden hat. Danach sind die Stellvertreter Mitwirkende an einem therapeutischen Prozess, der von den Therapeuten geleitet wird. Sie werden aufgefordert, bestimmte Sätze zu sagen, die der Doublerolle nicht unbedingt entsprechen. Es geht beim wichtigsten Teil der Aufstellung – der Rekonstruktion – auch nicht mehr darum, die Rolle weiterzuspielen, sondern um etwas Neues, mit Hilfe dessen sich der Aufstellende seinem Ziel nähert.

Es ist in einer systemischen Aufstellung – im Gegensatz zum Familien-Stellen nach Hellinger – überhaupt nicht wichtig, wenn sich ein oder mehrere Stellvertreter mit der Lösung des Aufstellenden nicht einverstanden fühlen sollten. Oft genug berichteten uns Klienten, die eine solche Aufstellung gemacht hatten, dass sich alle Stellvertreter gut gefühlt hätten, doch hätte dieses Bild weder etwas mit ihnen zu tun gehabt, noch hätte es ihnen weitergeholfen.

Systemische Therapeuten bearbeiten bei einer Aufstellung nicht die Probleme der Stellvertreter, sondern kümmern sich um den Auftrag des Klienten, und wenn die Stellvertreter in diesem Sinne mitmachen, lässt sich gut und im Sinne des Klienten arbeiten.

Die Aufstellung: Fünf Schritte auf dem Weg vom Problem zum Ziel

In systemischen Aufstellungen sollten Sie über die Schritte, die Ihr Therapeut zu gehen beabsichtigt, vorher informiert werden. Es geht immer um Sie, und Sie sind der Experte, die Expertin für sich selbst. Wenn Sie Angst oder Bedenken haben, ist es eine Selbstverständlichkeit, diese äußern zu dürfen. In der systemischen Therapie kennen wir keine Widerstände – nur Stopp-Schilder der Seele.

Für manche mag es etwas ungewohnt sein, dass wir in unseren Seminaren jeden wichtigen Schritt erklären. Zum einen halten wir uns an die Regel der Transparenz. Zum anderen sind wir der festen Überzeugung, dass wir etwas auf allen Ebenen erfassen müssen, um zu echten Erkenntnissen zu gelangen. Die moderne Gehirnforschung scheint dies zu bestätigen: Wir können nur das verarbeiten, was wir benennen, und dazu brauchen wir nun einmal unseren Verstand.

1.Schritt – Die Stellvertreter aufstellen

Aufgestellt werden sinnvollerweise Personen, die für die Lösung des Problems relevant sind. Beraten wird Sie dabei Ihr Therapeut, wobei Sie Wünsche äußern können. Sie sind die Hauptperson und es dreht sich alles darum, Sie dabei zu unterstützen, Ihr Ziel zu erreichen.

In unseren Aufstellungen stellen wir nicht nur Personen auf, sondern auch die beiden Gefühle, die wir im Vorgespräch fokussiert haben: *das Gefühl für das Ziel und das Gefühl für das Problem.* Wenn es bei der Aufstellung um Symptome oder Krankheiten geht, lassen wir auch diese mit ins Bild stellen. Damit erzielen wir gute Ergebnisse: Wir finden zum Beispiel heraus, ob das Problem möglicherweise eine wichtige Aufgabe erfüllt, und der Klient kann dann entscheiden, ob diese Aufgabe durch andere Handlungsmuster nicht viel besser zu erfüllen ist.

Wenn die Rollen klar sind, überreichen wir dem Aufstellenden Kärtchen, auf die die Rollen der einzelnen Stellvertreter geschrieben sind. Das erleichtert allen die Arbeit, weil sich niemand merken muss, wer welche Rolle spielt. Dann suchen sich der Star aus der Gruppe diejenigen aus, die die Mitglieder seiner Familie doubeln sollen. Er wählt auch einen Stellvertreter für sich selbst. Dabei ist es nicht wichtig, dass diese den realen Menschen ähnlich sind. Es kann sogar stören, denn der Star könnte unbewusst Eigenschaften des realen Menschen auf den Stellvertreter projizieren. Wichtig ist allerdings, dass für männliche Familienmitglieder Männer und für weibliche Mitglieder Frauen gewählt werden. Ausnahmen machen wir nur bei Kindern, wenn nicht genügend Männer oder Frauen in der Gruppe sind. Stellvertreter, die Gefühle doubeln, werden nach Wunsch besetzen.

Um aufzustellen, tritt der Star hinter den Stellvertreter, fasst ihn mit beiden Händen an den Schultern und führt ihn konzentriert an die Stelle, die ihm richtig erscheint. In unseren Seminaren ermutigen wir die Aufstellenden dazu, sich das Bild nicht schon vor der Aufstellung zu überlegen, sondern es spontan „aus dem Bauch heraus" entstehen zu lassen. Hier halten wir es mit Milton Erickson, der sagte: *„Dein Unbewusstes ist klüger als du selbst."* Wenn man im Vorfeld zu viel überlegt, läuft man Gefahr, nur das zu erfahren, was man sowieso schon weiß.

Vertrauen Sie sich und lassen Sie sich von sich selbst überraschen! Und wieder zitieren wir Milton Erickson: *„Geh den Weg des Nichtwissens. Er ist die Visitenkarte des Unbewussten. Lass alles Vorwissen fahren und sage: Ich weiß nicht, und ich bin daran interessiert, es herauszufinden."*

Der Star stellt die Beziehungen so auf, wie er diese heute aktuell empfindet, auch wenn sich das nicht gut anfühlt. Wir beginnen immer mit dem Ist-Zustand. Der Zielzustand entwickelt sich im therapeutischen Prozess. Fühlt sich das Bild stimmig an, erhält der Star die Möglichkeit, den Ich-Platz einzunehmen, um von dort zu überprüfen, ob jeder richtig steht. Wenn etwas nicht stimmt, dann sollte es im Vorfeld korrigiert werden und nicht während der Aufstellung.

Kann man falsch aufstellen? Fehler geschehen, wenn auch sehr selten. Einigen ist ihr Ziel so wichtig, dass sie den problematischen Teil überspringen und gleich den Zielzustand aufstellen. Das merkt man daran, dass das Bild weder der Geschichte noch dem Genogramm entspricht. Wenn das Ziel z.B. als unerreichbar beschrieben wird und dann direkt vor der Person positioniert wird, fragen wir nach. Ein Täter, der den Klienten immer noch quält, kann in der Regel nicht so aufgestellt werden, dass er den Betroffenen nicht sieht. Manchmal entsteht Verwirrung, weil Klienten versuchen, die Sichtweisen anderer Familienmitglieder in ihrem Bild zu berücksichtigen. In jedem Fall wertschätzen wir die lösungsorientierte Haltung der Klienten und bitten um Verständnis dafür, dass wir den Weg zum Ziel Schritt für Schritt gemeinsam gehen sollten, damit die Lösung in aller Tiefe verständlich und in den Alltag integrierbar wird.

2. Schritt – Die Befragung der Stellvertreter

Erst wenn der Star mit dem aufgestellten Bild einverstanden ist, bitten wir die Stellvertreter, sich in die Rollen einzufühlen. Das schont die Doubles, denn es gibt Positionen, die wirklich nicht angenehm sind.

Danach fragen wir jeden Stellvertreter, was er oder sie in der jeweiligen Position empfindet. Es geht dabei explizit um die eigenen Gefühle, nicht um die Analyse der Situation. Wichtig ist, die an der Position empfundenen Gefühle so genau wie möglich zu benennen.

Wir befragen zuerst die Stellvertreter für die Personen, dann die Stellvertreter für die Gefühle. Das Ich-

Double befragen wir immer zuletzt, weil wir diesem Stellvertreter möglichst viel Zeit lassen möchten, sich in die Rolle einzufühlen. Meist ist dessen Aussage für den Klienten von besonderem Interesse.

Wenn sich alle geäußert haben, fragen wir den Aufstellenden, ob sich die Rückmeldungen seiner Stellvertreter stimmig anfühlen. In den meisten Fällen ist das so und wenn nicht, finden wir die Ursache dafür heraus.

Es kann z.B. sein, dass es den Klienten irritiert, dass er durch sein Bild den Fokus nur auf den Konflikt gerichtet hat, was die Stellvertreter richtig widergeben. Die anderen guten Aspekte bleiben dann vorübergehend ausgeklammert. Gar nicht so selten erfährt der Klient tatsächlich etwas Neues über sich. Fast immer verbirgt sich im Bild eine Botschaft vom Unbewussten des Aufstellers an ihn selbst, die entschlüsselt werden will.

Ganz selten äußern Stellvertreter zu viel Eigenes. Das ist überhaupt kein Problem, da dem Aufstellenden die Entscheidung darüber, ein Feedback anzunehmen oder abzulehnen, in systemischen Aufstellungen überlassen bleibt.

3. Schritt – Die Rekonstruktion

Jetzt kommen wir zum wichtigsten Teil der Aufstellung, der Rekonstruktion, in der sich Therapeut und Klient gemeinsam aufmachen, um den Weg vom Problem zum Ziel zu gehen. In dieser Phase der Aufstellungsarbeit – und das ist sehr wichtig – hören die Stellvertreter auf, die alte Geschichte zu doubeln, denn jetzt sind sie als Rollenspieler gefragt.

Das Ich-Double wird entlassen und der Aufstellende nimmt seine Position selbst ein. Wir bitten ihn, seine Gefühle, Gedanken, Empfindungen zu äußern. Fast immer wird deutlich, dass der Betroffene in einer Rolle seiner Kindheit verharrt. In dieser Rolle erlebt er sich als Opfer und kann die Ressourcen, über die er heute verfügt, weder wahrnehmen noch nutzen.

Diese Erkenntnis ist der erste Schritt, doch reicht sie nicht aus, um das Problem zu lösen. Oft wird vergessen, welch große Rolle Körper und Seele bei der Speicherung von traumatischen oder belastenden Gefühlen und Erinnerungsbildern spielen. Hier wird alles, was wir erlebt haben, auf einer gigantischen Festplatte festgehalten. Die Seele kennt keine Zeit: Sie existiert im ewigen Jetzt. Deshalb kann sie nicht zwischen der Vergangenheit und der Gegenwart unterscheiden. Wenn aktuelle Erlebnisse Erinnerungen an Vergangenes schmerzlich ins Bewusstsein rufen, reagieren wir – ohne es zu wollen und ohne es zu merken – genauso wie früher. Ohne unsere erwachsenen Ressourcen nutzen zu können, scheitern wir. Je öfter sich dieses Scheitern wiederholt, umso mehr resignieren wir und schließlich verlieren wir den Glauben daran, dass sich jemals etwas ändern könnte. Vom Kopf her wissen wir meist, was anders laufen müsste, doch die Umsetzung gelingt beim besten Willen nicht.

Hier begleiten wir den Aufstellenden durch einen emotionalen Prozess, mit dessen Hilfe die belastenden Gefühle verarbeitet werden können. Ein solcher Prozess dauert in der Regel nicht länger als zehn Minuten und wird von den Betroffenen gleichzeitig als anstrengend und erleichternd beschrieben. Die Anregung zu dieser sehr intensiven heilenden Arbeit erhielten wir durch unsere Kollegin Anni Heine, die für den Weißen Ring mit akut traumatisierten Menschen arbeitet.

Haben Körper und Seele ihr „Update" erhalten, gehen wir einen Schritt weiter. Hier kommt es sehr darauf an, um welches Thema es bei der Aufstellung geht:

- Handelt es sich um traumatische Erfahrungen, dann braucht es Interventionen aus der Traumatherapie.
- Hat der Klient nicht bekommen, was er früher dringend gebraucht hätte, empfehlen wir eine Rekonstruktion, bei der der Betroffene von einem Double-Vater und einer Double-Mutter endlich die Worte hört, auf die seine Seele schon so lange gewartet hat. Wie Albert Pesso haben auch wir die Erfahrung gemacht, dass es ausreicht, das, was in der Familie gefehlt hat, symbolisch von idealen Eltern zu bekommen. Über die Spiegelneuronen im Gehirn werden dieselben Bahnen verknüpft, als sei das, was aktuell erlebt wird, tatsächlich geschehen. Klienten berichten übereinstimmend, dass das

„vertraute“ Defizit-Gefühl danach dauerhaft verschwunden blieb.

- Trägt der Klient eine Verantwortung, die ihm nicht zusteht, braucht er ein Ritual (s.d.), um sich davon zu lösen.
- Hat er unbewusst Verhaltensregeln übernommen, die ihm nicht mehr dienen, geht es um die Formulierung neuer Glaubenssätze. Die Beziehungsregeln der Eltern galten für deren Ehe und können in einer aktuellen Partnerschaft, die aus anderen Menschen besteht und in einer anderen Zeit stattfindet, nicht zielführend wirken. Als erwachsener Mensch kann der Klient seine Beziehung auf seine Weise gestalten.

Der Therapeut sollte bestenfalls über eine Vielzahl kreativer Interventionen verfügen, um das, was fehlt, ins Bild zu setzen. Wir inszenieren, je nach Auftrag des Klienten, kleine Rituale, die das innere Erleben sichtbar und erlebbar machen. Rituale sind deshalb besonders wirksam, weil auch der Körper mit einbezogen wird. Aus der Gedächtnisforschung wissen wir, dass Eindrücke dann im Langzeitgedächtnis gespeichert werden, wenn sie möglichst ganzheitlich mit allen Sinnen erlebt werden.

Das, was zuviel ist, wie z.B. die Verantwortung für das Glück der Eltern oder das Schicksal der Ahnen, kann, durch einen Stein symbolisiert, an deren Stellvertreter zurückgegeben werden. Bindungen, die dem Lebensalter nicht mehr entsprechen, werden mit einem Seil dargestellt, das losgelassen werden kann. Diese Handlungen bleiben den Klienten eher in Erinnerung, als wenn sie sich vornehmen würden, es sei gut, die Verantwortung oder die Nabelschnur loszulassen.

Sollten sich jemand die emtionale Arbeit nicht zutrauen, muss der Betroffene sich nicht unbedingt selbst ins Bild stellen, um den Prozess zu erarbeiten. Wir bieten an, den Prozess mit dem Ich-Double durchzuführen. Die Klienten stehen dabei und erleben, was geschieht. Entweder entscheiden sie sich dann, selbst mitzumachen, oder sie vollziehen die Arbeit innerlich mit. Die Rückmeldungen vieler Betroffener bestätigten uns die gute Wirksamkeit dieses Vorgehens.

4. Schritt – Verankerung des Ziels

Wenn der Klient den emotionalen Prozess erlebt hat, darf er sein Bild so umstellen, wie es dem neuen Erleben entspricht. Wenn er sich so fühlt, wie es auf dem Kärtchen mit dem Zielzustand beschrieben steht, ist sein Auftrag erfüllt.

Viele Klienten möchten schon vor der emotionalen Arbeit damit beginnen, das Bild umzustellen, doch wenn ein Therapeut dies zulässt, wird sich im Alltag des Klienten nicht viel ändern. Es geht bei einer systemischen Aufstellung nicht darum, durch das Verschieben von Menschen von einer unerwünschten in eine erwünschte Position schöne Bilder oder angenehme Gefühle zu erzeugen. Systemische Aufstellungen sind therapeutische Interventionen und dabei geht es darum, die blockierten Gefühle in Fluss zu bringen. Erst wenn das geschehen ist, entspricht die Veränderung des äußeren Bildes dem inneren Erleben.

Damit der Zielzustand auch im Alltag abrufbar bleibt, ist es hilfreich, diesen gut zu verankern. Aus der Gedächtnisforschung wissen wir, dass es mindestens 5 Minuten braucht, um etwas dauerhaft zu erinnern. Deshalb nehmen wir uns für das Schlussbild viel Zeit.

Als „Eselsbrücke" oder Erinnerungshilfe an das Ziel verknüpfen wir das Neue mit einem Symbol, das sich unsere Klienten selbst aussuchen. Dazu eigenen sich Farben, Steine, Musikstücke, Bilder, alles, was der Klient mit dem gewünschten Ziel verbindet. Christiane, die eine Ausbildung als Farbtherapeutin hat, fragt gerne nach der Farbe für das Zielgefühl. Zu dieser Farbe kann sie, wenn gewünscht, ein paar Sätze sagen. Sie hat noch nie erlebt, dass sich jemand eine nicht passende Farbe ausgewählt hätte.

Gerne arbeiten wir an dieser Stelle auch mit Lösungssätzen, die unsere Klienten selbst formulieren. Dabei achten wir nur darauf, dass sie die Botschaft an sich selbst positiv formulieren. Bei dem Satz: „Ab jetzt ist es nicht mehr schwer!", wirken auch die Worte „nicht" und „schwer". Das fühlt sich, wenn Sie dem Satz nachspüren, nicht unbedingt erleichternd an. Dagegen wirkt der Satz „Ab jetzt ist es leicht!“, in der gewünschten Weise.

5. Schritt – Hausaufgaben: das Erlebte üben

Zu Hausaufgaben haben Menschen unterschiedliche Gefühle: einige verbinden damit unangenehme Erlebnisse aus der Schulzeit, andere erinnern sich, mit häuslicher Fleißarbeit die Zuneigung von Lehrern gewonnen zu haben.

Therapeutische Hausaufgaben haben ein anderes Ziel: Sie dienen dazu, herauszufinden, ob das in der Aufstellung oder Therapiestunde Erarbeitete in den Alltag integriert werden kann. Deshalb lieben die meisten unserer Klienten Hausaufgaben. Das Gefühl, selbst etwas dazu beitragen zu können, um weiterzukommen, stößt bei fast allen auf positive Resonanz. Dies nutzen wir auch bei unseren Aufstellungen. Nach der Arbeit sagen wir unseren Klienten, wenn wir uns eine Hausaufgabe für sie vorstellen können. Dann überlassen wir es ihnen, uns im Anschluss darauf anzusprechen. Fast alle wollen die Hausaufgabe.

Therapeutische Hausaufgaben dienen immer dazu, die Selbstbestimmung des Klienten zu fördern. In Ruhe kann er ausprobieren, ob das, was er in der Aufstellung erarbeitet hat, wirklich zu ihm und zu seinem Leben passt und ob ihn die Lösung zufriedenstellt. Und das entscheidet er eigenverantwortlich selbst.

Die Hausaufgabe ist auch eine Art Absicherung für die Klienten. Viele haben als Kinder gelernt, dass es sich gut anfühlt, wenn Eltern zufrieden sind. So etwas kann auch in einer Aufstellung geschehen: Manche „Klienten-Kinder“ versuchen unbewusst, den „Therapeuten-Eltern“ oder der „Gruppe-Familie“ zu gefallen. Dieses Phänomen ist in der Psychotherapie schon lange bekannt und wird „*Übertragung*“ genannt. Die Hausaufgabe versetzt den Klienten eher in die Position des Erwachsenen, weil sie seine Selbstverantwortung fordert.

Besonders dann, wenn wichtige Entscheidungen getroffen werden müssen, die sich nicht nur auf die Klienten, sondern auch auf ihre Partner und Kinder auswirken, empfehlen wir, diese durch eine passende Hausaufgabe genau zu prüfen. Wir haben nicht nur einmal erlebt, dass jemand bei einer Aufstellung herausfand, es sei das Beste, sich von seinem Partner zu trennen. Durch die intensive Beschäftigung mit der Hausaufgabe stellte sich jedoch heraus, dass sich eine Trennung viel schlimmer anfühlte, als angenommen. Mit einem Mal rückten die vielen guten Aspekte der Partnerschaft wieder in den Vordergrund. Danach ist eine Paarberatung häufig ein guter nächster Schritt. Hier kann herausgearbeitet werden, was beide dazu tun können, um die Beziehung deutlich zu verbessern. Und natürlich werden auch in der Paararbeit Hausaufgaben verteilt. Die Aufstellung hat den Prozess angeschoben, die Hausaufgabe den Fokus auf die Lösung gerichtet, die

Paarberatung kann beide unterstützen, das gewünschte Ziel umzusetzen. Die systemische Aufstellung ist kein Allheilmittel, sondern nimmt einen wichtigen Platz in einer Reihe von therapeutischen Schritten ein, die alle dazu dienen, den Klienten beim Erreichen seines Ziels zu unterstützen.

Der Umgang mit Trauma

Ein Trauma besteht aus einem oder mehreren Ereignissen, die die Möglichkeiten eines Menschen, angemessen zu reagieren, deutlich überfordern. Je jünger ein Mensch ist, umso leichter und schneller kann er traumatisiert werden. Ob ein Erlebnis als Trauma abgespeichert wird, erkennen wir an den Symptomen und Lösungsstrategien. Das Besondere am Trauma ist, dass es nicht nur psychische Folgen hat, sondern handfeste körperliche Symptome erzeugt.

Das Symptom, das immer auf ein Trauma hinweist, ist eine Triggerreaktion. Unter einer Triggerreaktion verstehen wir, dass der Betroffene durch ein aktuelles Erleben an das Trauma erinnert wird. Die Triggerreaktion wird autonom vom Gehirn ausgelöst und ist zuerst einmal nicht oder nur wenig zu beeinflussen, es sei denn, der Betroffene hat daran gearbeitet. Im Gehirn des Betroffenen werden im Bruchteil von Sekunden alle Areale abgeschaltet, die eine klare Analyse des Geschehens ermöglichen würden. Dies geschieht, um diese Teile vor den zerstörerischen Auswirkungen der Stresshormone zu schützen, die, wie im Augenblick des Traumas, aktuell dieselbe Belastung erzeugen.

Die Belastung macht sich durch erhöhten Stress und auffallend heftige emotionale Reaktionen bemerkbar. Triggerreaktionen erkennt man daran, dass Menschen auf Situationen unverhältnismäßig reagieren, was sie selbst – mit einigem Abstand – genauso sehen. Die Betroffenen wissen, dass ihre Reaktionen viel zu heftig sind, ohne etwas daran ändern zu können.

Alle Menschen, die traumatische Erlebnisse hatten, können von Triggerreaktionen berichten. Triggerreaktionen beweisen also eine traumatische Vorgeschichte. Sie äußern sich entweder in Angst oder Wut oder darin, dass die Betroffenen plötzlich abschalten und sich fühlen, als befänden sie sich unter einer Käseglocke. Auch plötzliche körperliche Missempfindungen, Übelkeit oder Schmerzen können durch Trigger ausgelöst werden.

Erschreckend viele Menschen haben Erlebnisse ihrer Kindheit als Trauma abgespeichert. Deshalb haben wir in Aufstellungen eher häufig damit zu tun. Wie schon gesagt, ist es unmöglich, ein Trauma mit einer Aufstellung zu heilen. Oft ist die Aufstellung aber ein erster Schritt, der möglichst in die richtige Richtung gehen sollte.

Da gerade die frühkindlichen Traumata fast immer verdrängt sind, haben wir in unseren Aufstellungen einige Vorsichtsmaßnahmen eingebaut, um möglichst wenig Triggersituationen zu schaffen:

- Da Beziehungsabbrüche traumatisieren, brechen wir Aufstellungen *nie* ab.
- Wir fragen, ob Berührung erwünscht ist.
- Wir vermeiden Überraschungen, erläutern jeden Schritt und erbitten die ausdrückliche Erlaubnis.
- Wir stellen dem Klienten frei, den Therapieprozess selbst zu machen oder von außen zuzusehen.
- Wir unterstützen den Aufstellenden darin, die emotionale Kontrolle zu behalten, und forcieren keine Gefühlsausbrüche. Eine Arbeit ist nicht dann gut, wenn möglichst viele Emotionen geäußert werden.
- Der Aufstellende hat zu jeder Zeit die Möglichkeit, die Aufstellung zu beenden, wenn es ihm zu viel wird. Wir schätzen die Selbstverantwortung unserer Klienten und werden diese in jedem Fall unterstützen.

Diese Vorsichtsmaßnahmen schützen unsere Klienten in hohem Maße und haben uns, unseres Wissens, bisher davor bewahrt, jemanden zu schädigen. Ist uns das Trauma bekannt, gehen wir zusätzlich wie folgt vor:

- Wenn der Klient durch eine Frau traumatisiert wurde, arbeitet nur Alexander, wenn er durch einen Mann geschädigt wurde, arbeitet Christiane.
- Die oder der Betroffene muss sich nicht vor dem Täter demütigen oder verneigen.
- Das traumatisierte Kind ist grundsätzlich ***nie*** verantwortlich für das, was ihm geschehen ist.
- Betroffene müssen dem Täter nicht verzeihen. Es ist unserer Überzeugung nach unsinnig, Vergebung anzuordnen. Wenn jemand verzeihen will, dann tut er es dann, wenn er es fühlt.
- Auch wenn Sie nicht verzeihen wollen, können Sie das Trauma verarbeiten. Irgendwann wäre es hilfreich, wenn Sie Frieden schließen mit dem, was Ihnen passiert ist. Doch auch das geschieht, wann und wo Sie das wollen.

Im Falle von Trauma bitten wir, keine Einzelheiten in der Gruppe zu erzählen. Wir können mit den Berichten von menschlichen Grausamkeiten umgehen, doch es mag Teilnehmer in der Gruppe geben, die das nicht können. Solche Details gehören unbedingt in ein Vorgespräch. Wenn Sie nicht bei uns aufstellen, fragen Sie die Kollegen vor der Aufstellung, wie sie damit umgehen.

Meist geht es bei einer ersten Aufstellung bei Trauma um zwei wichtige Themen:

1. Das verletzte Kind von aller Schuld freizusprechen und dem Täter die Verantwortung dafür zu geben.
2. Dem heute Erwachsenen die Regie über die mit dem Trauma verbundenen Emotionen zu ermöglichen.

Danach empfehlen wir, die Erlebnisse in der Einzeltherapie weiter zu bearbeiten.

Es gibt jedoch eine Form des Traumas, die bei entsprechender Vorarbeit – nach Rückmeldung der betroffenen Teilnehmer – mit einer einzelnen Aufstellung zu lösen ist: die übernommenen Traumata. Darunter verstehen wir traumatische Erlebnisse, die nicht Sie selbst, sondern Ihre Eltern vor Ihrer Geburt erlebt haben.

Es ist nicht möglich, ein Trauma zu verschweigen. Es kommuniziert sich nonverbal im Verhalten und in den Stimmungen, auch wenn die Eltern nie darüber gesprochen haben. Es gibt eindeutige Anzeichen dafür, ob Sie das Trauma Ihrer Eltern übernommen haben:

- In Ihrem Elternhaus herrschte ein Mangel an Lebensfreude, den Sie deutlich spürten.
- Mit Ihren Freunden geht es Ihnen meist prima.
- Sie schlafen gut und verfügen über ausreichend Energie, um ihren Alltag zufriedenstellend zu regeln.
- Sie kennen keine Triggerreaktionen.
- Ihre Eltern haben Traumata erlebt, ganz gleich ob

sie darüber sprachen oder ihre Erlebnisse für sich behielten.

Wenn Sie aufgrund der Lektüre jetzt vermuten, dass Sie ein Trauma übernommen haben könnten, kommen Sie um eine Beschäftigung mit Ihrer Familiengeschichte nicht herum. Es ist nicht nur Krieg, der Eltern traumatisierte. Krankheiten, Suchtprobleme, Armut und Beziehungstraumata gehen an Familien meist nicht spurlos vorbei. Die Folgen von Beziehungstraumata zeigen sich typischerweise in Beziehungen und damit wirken sie auf die Kinder.

Fragen Sie Ihre Eltern und Anverwandten oder Freunde der Familie. Die meisten sind berührt, wenn sich die Kinder für ihre Vergangenheit interessieren. Teilnehmer unserer Ausbildungsgruppen, die die Aufgabe haben, sich mit ihrer Familiengeschichte zu beschäftigen, berichten über innige Gespräche und tiefe emotionale Begegnungen mit ihren Eltern. Nicht wenige verstehen deren Verhalten danach viel besser und söhnen sich mit der Vergangenheit aus. Damit vertieft sich nicht nur das Wissen um die eigenen Wurzeln, sondern dieses Wissen wird auch für die Nachkommen gesichert.

Viele erleichtert es, dass sie selbst nicht betroffen sind, sondern lediglich Anteil nehmen am Trauma der Eltern. Einigen reicht das bloße Wissen aus, andere nutzen die Aufstellung und das damit verbundene Ritual, um eine deutliche Grenze zwischen der Vergangenheit und der Gegenwart zu ziehen. Häufig verschwindet mit einer solchen Aufstellung auch das latente „schlechte Gewissen", das sich bei den Betroffenen immer dann einstellt, wenn es ihnen gut geht. Viele können mit Achtung und Mitgefühl auf das Schicksal ihrer Eltern schauen und gleichzeitig das befreiende Gefühl erleben, ein anderes Leben führen zu dürfen.

Schwierigkeiten im Beruf

Die Ursachen für Schwierigkeiten im Beruf sind vielfältig. Nicht alle Probleme lassen sich durch eine Aufstellung lösen. Arbeitsbedingungen, Stress durch Rationalisierungsmaßnahmen, Stellenabbau und die dadurch entstehende Überforderung der übrig Gebliebenen sind Faktoren, mit denen die meisten zurechtkommen müssen. Aus Angst vor dem Verlust der Arbeit nehmen viele auch belastende Arbeitsbedingungen hin.

Doch Beziehungsprobleme, Schwierigkeiten, die sich aus unklaren Positionen ergeben und Verstrickungen mit dem Privatleben lassen sich durch Aufstellungen deutlich machen und bearbeiten. Doch zunächst eine wichtige Frage: Wodurch unterscheidet sich die Firma von der Familie?

Der grundlegende Unterschied besteht darin, dass in einer Familie die Person wichtig ist und in einer Firma die Funktion. Die zum Funktionieren einer Familie wichtigen Arbeiten können zur Not auch andere Personen übernehmen, doch Mutter und Vater sind durch niemanden zu ersetzen. Dagegen sollte in einer Firma die Kompetenz einer Person darüber entscheiden, ob sie eine bestimmte Funktion ausübt. Ob Frau Meier oder Herr Schmidt die Buchhaltung macht, sollte zum selben Ergebnis führen.Probleme lassen sich häufig darauf zurückführen, dass diese einfache Unterscheidung nicht gemacht wird.

Wir haben eine Liste typischer Beziehungskonflikte in Firmen zusammengestellt, die mit systemischen Aufstellungen bearbeitet werden können. Natürlich erhebt die Liste keinen Anspruch auf Vollständigkeit. Fühlen Sie sich frei, Sie nach Belieben zu ergänzen.

Elternprojektionen

Manche tragen Konflikte, die sie eigentlich mit ihren Eltern haben, mit ihren Chefs oder Vorgesetzten aus. Das zeigt sich häufig an den starken emotionalen Reaktion auf diese Menschen. Durch eine genaue Anamnese der Beziehungen in der Ursprungsfamilie kann man herausfinden, ob diese Hypothese stimmig ist, und das Problem am besten da bearbeiten, wo es entstanden ist.

Positionskonflikte
Bestimmte Konflikte entstehen dadurch, dass der Betroffene nicht den angemessenen Platz einnimmt. So könnte ein fachlich hochqualifizierter Mitarbeiter einem Chef, der weniger Fachwissen hat, die Position streitig machen. Oder ein ehrgeiziger Vorgesetzter verweigert seinem Angestellten die Position, die ihm zustehen würde, um ihn „klein" zu halten. Es gibt aber auch Chefs, die nicht wirklich in die Führungsrolle finden. Häufig sind sie aus dem Team aufgestiegen und können sich nur schwer damit abfinden, nicht mehr „dazuzugehören".

Die Illusion von der „großen Familie"
Die Firma als große Familie ist eine Illusion, die nicht nur in Familienbetrieben für Spannungen sorgt und dazu führt, dass Angestellte ausbrennen. Von ihnen wird nämlich erwartet, sich für die Firma aufzuopfern, unbezahlte Überstunden zu leisten und alles für das Wohlergehen des Betriebs zu tun, wie man es selbstverständlich ja auch für die Familie tun würde. Sollte der Arbeitnehmer jedoch wagen, eines der Rechte in Anspruch zu nehmen, die einem Familienmitglied zustünden, indem er zum Beispiel die eigene Befindlichkeit in der Vordergrund rückt, um früher Schluss zu machen, stößt er rasch an die Grenzen des Modells.

Arbeitskollegen sind auch keine Geschwister, die wie Pech und Schwefel zusammenhalten. Immer noch gilt in der Arbeitswelt, dass derjenige Karriere macht, der sich durchzusetzen versteht, was im krassen Widerspruch zur verordneten Teamfähigkeit steht. Solche Vermischungen können durch eine Aufstellung sichtbar und lösbar gemacht werden.

Der Familienbetrieb

In Familienbetrieben beobachten wir typische Verstrickungen. Die Firma hat eine eigene Position, die umso mächtiger ist, je länger sie sich im Familienbesitz befindet. Nicht selten wird von den Erben verlangt, das Unternehmen im Sinne der Gründer fortzuführen. Ähnliche Strukturen finden wir bei Landwirten, wenn der Hof seit Generationen von der Familie geführt wird.

Selten gibt es klare Trennungen zwischen Privatleben und Geschäft. Söhne und Töchter werden immer noch als „Nachfolger" eingeplant und wehe, wenn sie andere Pläne haben sollten! Und auch nach der Übergabe an den Sohn oder die Tochter sind viele Seniorchefs nicht bereit, die Führung wirklich abzugeben. Diese vielfältigen Verstrickungen können in einer Aufstellung sichtbar gemacht und, so weit möglich, gelöst werden.

Probleme mit der Selbstorganisation

Zuweilen liegen die Schwierigkeiten aber auch darin, dass jemand seine Ressourcen nicht optimal einsetzt und deshalb an ihn gestellte Anforderungen nicht erfüllt. In solchen Fällen ist eine Aspekte-Aufstellung das Mittel der Wahl.

Bei Schwierigkeiten im Beruf ist es besonders wichtig, das Problem genau zu analysieren, um den Hebel an der richtigen Stelle anzusetzen. Sie sollten aber auch in Erwägung ziehen, ob Sie in eine Mobbing-Situation geraten sind. Wenn Ihr Chef oder Ihre Arbeitskollegen Sie schlecht behandeln, können Sie durch eine Aufstellung klären, wie Sie sich aus der Opferrolle befreien. Möglicherweise wird Ihnen aber auch klar, dass Sie sich einer solchen Situation nicht länger aussetzen können oder wollen und Sie beschließen, die Stelle zu wechseln.

Mythen und Erkenntnisse

Die systemische Aufstellung ist eine der Techniken, die in der systemischen Psychotherapie verankert sind. Das bedeutet unter anderem, dass alle dort angewandten Interventionen verständlich und nachvollziehbar sind und sich nach den bekannten, in den Statuten der Dachverbände nachlesbaren Regeln richten.

Trotzdem halten sich einige Mythen, die durch das Familien-Stellen nach Hellinger populär geworden sind, hartnäckig, und immer wieder haben auch in unseren Seminaren Teilnehmer Wünsche, die wir nicht erfüllen können. Diese Wünsche sind nur zu verständlich, denn so ließen sich Probleme im Handumdrehen beseitigen, und wenn wir Wunder vollbringen könnten, würden wir das gerne tun, doch leider oder glücklicherweise sind wir – wie übrigens auch die Kollegen – nur ganz normale Therapeuten.

Die systemische Aufstellung gehört – unserer Überzeugung nach – trotzdem zu den wirksamsten Interventionen, weil dort das Unbewusste des Aufstellenden die Möglichkeit erhält, sein Wissen um die Problematik und um die Lösung zu offenbaren.

In diesem Kapitel haben wir versucht, die häufigsten Mythen zusammenzustellen. Wir erklären, warum bestimmte Erwartungen unerfüllbar sind, und was man mit einer guten Arbeit trotzdem erreichen kann.

Lösen sich meine Probleme nach der Aufstellung von selbst?

Viele glauben, dass nur das richtige Bild aufgestellt werden muss, damit sich Probleme in Luft auflösen. So waren auch Teilnehmer unserer Seminare sehr enttäuscht, wenn sie nach der Aufstellung ihren Schreibtisch immer noch nicht lustvoll aufräumten und die Querelen mit dem Ehemann nicht aufgehört hatten.

Wir haben durch unsere nun fast zwanzigjährige Aufstellungspraxis die wiederkehrende Erfahrung gemacht, dass sich Probleme, die man mit sich selbst hat, dann lösen, wenn folgende Schritte gegangen werden:

1. *Die Erkenntnis:* Das Verständnis, durch welche Beziehungsdynamik in der Ursprungsfamilie und welche Prägung das Problem entstanden ist.
2. *Die emotionale Verarbeitung:* Das Bewusstmachen der damit verbundenen Glaubenssätze und Verhaltensmuster und die Verarbeitung der damit verbundenen Gefühle.
3. *Die neue Regel:* Die Formulierung eines neuen Glaubenssatzes oder einer neuen Verhaltensregel, die dem aktuellen erwachsenen Kontext angemessen ist.
4. *Die Hausaufgabe:* Das Ausprobieren und Überprüfen der Wirksamkeit und Tauglichkeit der gewonnenen Erkenntnisse im Alltag.

Wenn das neue Muster wirklich besser ist als das alte, besteht eine reelle Chance, dass Sie es in einem absehbaren Zeitraum integriert haben werden. Gelingt das nicht, hatte das alte Muster möglicherweise einen weiteren Nutzen, der sich bei der ersten Aufstellung nicht gezeigt hat. Einige Muster gleichen dem Aufbau einer Zwiebel: Es braucht mehr als die Entfernung einer Schicht, um zum Kern zu gelangen.

Veränderung ist möglich und sie ist zuweilen auch schnell möglich, doch in den meisten Fällen braucht es Übung und zuweilen auch Selbstüberwindung, damit die neuen Fähigkeiten zur Gewohnheit werden. Den inneren Schweinehund beeindruckt das in der Aufstellung gewonnene neue Bild nicht zwingend. Keines unserer Bücher wäre geschrieben worden, wenn wir nicht wüssten, wie wir ihn auf seinen Platz verweisen.

Außerdem halten wir persönlich die Überzeugung für vollkommen unrealistisch, dass das Leben erst dann glücklich ist, wenn alles immer nur Freude macht. Es gehört einfach zum erwachsenen Leben, Unlust zu überwinden und Frustration auszuhalten.

Auch die Schwierigkeiten mit anderen Menschen verändern sich erst dann, wenn der Aufstellende seine Haltung zu den Betreffenden tatsächlich verändert. Auf die veränderte Haltung werden die anderen in jedem Fall reagieren. Ob diese Reaktion jedoch wunschgemäß ausfällt, können wir nicht vorhersagen. Lebendige Systeme kann man nicht so beeinflussen, dass genau das herauskommt, was man sich wünscht. Es bleibt Ihnen also nichts anderes übrig, als an sich selbst zu arbeiten! Glücklicherweise ist es das Einzige, was verlässlich funktioniert.

Muss ich das Schicksal meiner Familie erfüllen?

Diese Frage wurde uns nicht nur von einem Klienten gestellt. Die meisten waren völlig verzweifelt und fühlten sich in einer Falle, aus der es kein Entkommen zu geben schien. Zu diesem Themenkomplex gehören auch Fragen wie:

- *Auf meiner Familie liegt ein Fluch. Liegt er auch auf mir?*
- *Muss ich dafür büßen, wenn Angehörige meiner Familie Unrecht getan haben?*

Diese Fragen und die damit verbundenen großen Ängste wurden durch das von Hellinger eingebrachte Konzept der „Familienseele" hervorgerufen. Diese Familienseele scheint das Individuum zu zwingen, sich den Gesetzen der Gruppe zu unterwerfen. Wenn ein Mitglied der Familie gegen die ungeschriebenen Gesetze verstoßen hat, muss sich ein anderes Mitglied opfern, indem es krank wird oder stirbt, um den Ausgleich wieder herzustellen. Also hat das Individuum keine andere Wahl als zu gehorchen, wenn es vermeiden möchte, dass seine Kinder oder Enkel krank werden oder gar zu Tode kommen.

Kommt Ihnen diese Vorgehensweise bekannt vor? Den Menschen Angst machen vor Krankheit, Tod oder anderem Ungemach, um dann das Heilmittel zu präsentieren, das natürlich etwas kostet: Geld, Gehorsam, den freien Willen oder ähnliches?

Solche Konzepte wurden Jahrhunderte lang von den Angehörigen vieler großer Religionen verbreitet. So diente das kostenpflichtige Heilmittel „Ablass" dazu, auch verstorbene Angehörige verlässlich aus dem Fegefeuer zu retten. Vertreter des tibetischen Buddhismus versuchen, die Angst vor einer ungünstigen zukünftigen Inkarnation als Höllenwesen, hungriger Geist oder Frau – wie Christiane selbst erlebte – durch bildhafte Schilderungen der zu erwartenden Grässlichkeiten zu schüren, um als bewährtes Heilmittel das zigtausendfache Rezitieren bestimmter Mantras anzuordnen. Gar nicht so selten versprechen selbsternannte Gurus auch heute noch ihren Anhängern, die Anzahl ihrer zu erwartenden Reinkarnationen gegen die Zahlung einer vierstelligen Summe zu senken.

Und viele Leute zahlen und unterwerfen sich unglaublichen Kontrollstrukturen. Und nie lässt sich das, was versprochen wird, beweisen! Die Angst vor dem Nicht-Kontrollierbaren ließ und lässt sich als Mittel der Manipulation bei Angehörigen aller Kulturen bestens nutzen, um Menschen dazu zu bringen, etwas zu tun, was sie sonst nicht tun würden. Auffällig ist, dass auch beim nicht systemischen Familien-Stellen die alten, bewährten Mittel genutzt werden: Zuerst wird eine höhere Macht – die Familienseele – kreiert, eine Instanz, die unserem Kulturkreis völlig fremd ist und im Gegensatz steht zum Konzept des freien Willens oder der Barmherzigkeit Jesu Christi. Diese höhere Macht teilt ihre Absichten nur den Auserwählten mit – den Therapeuten und den Stellvertretern.

Sie nimmt auffallend empathiefrei keine Rücksicht auf den Einzelnen, sein Leben, seine Einstellung, sondern sorgt dafür, dass sich das Schicksal erfüllt oder das Gleichgewicht gehalten wird, was auch immer darunter zu verstehen ist. Krankheiten oder frühe Todesfälle werden als „Opfer" an die Familienseele interpretiert, die Verstorbenen haben Platz gemacht für die Nachfolgenden. Der Nachfahre hat plötzlich ein Problem am Hals, von dessen Existenz er nichts ahnte. Darüber hinaus wird er und sein Wohlverhalten für das Wohlergehen der ganzen Sippe verantwortlich gemacht!

Wenn das Therapie sein soll, hätten wir uns für den falschen Beruf entschieden. Dieser Aberglaube hat zum einen nichts mit systemischer Therapie zu tun, zum anderen entbehrt er jeder nachvollziehbaren logischen und auch spirituellen Grundlage.

Nein, Sie müssen das Schicksal Ihrer Familie nicht erfüllen. Es gibt auch keinen Fluch, der auf Ihnen liegt, und das, was Ihr Großvater im Dritten Reich verbrochen haben mag, müssen Sie nicht sühnen. Wenn Sie krank sind, hat das nichts damit zu tun, dass Sie damit ein Opfer für Ihre Familie bringen, um deren Schicksal zu erfüllen.

Sie haben jedoch, ausgelöst durch die Erlebnisse Ihrer Vorfahren, Prägungen erhalten, Verhaltensweisen gelernt und Glaubenssätze gebildet, nach denen Sie unbewusst leben und handeln. Aus diesem Grund kann es so scheinen, als würde sich in Ihrem Leben etwas wiederholen, was auch Ihren Ahnen geschah. Sobald Sie sich jedoch Ihr unbewusstes Drehbuch bewusst machen, können Sie es verändern. Und dann verändert sich Ihr Leben.

Dass dies gelingen kann, wissen wir noch gar nicht so lange. Die therapeutischen Interventionen mussten entdeckt werden und es braucht außerdem Frieden und einen gewissen Wohlstand, damit Menschen die Zeit und die Kraft haben, sich um die verborgenen Seiten ihrer Seelen zu kümmern. Eine systemische Aufstellung ist eine der besten Interventionen, um das unbewusste Drehbuch zu entschlüsseln. Dabei bleiben Sie Experte für sich selbst und bestimmen, was Sie wann und in welche Richtung verändern wollen.

Sie können das Schicksal Ihrer Familie achten. Pflanzen Sie einen Baum oder einen Rosenstock zu ihrem Andenken, und dann leben Sie Ihr eigenes Leben. Denn, wie Hellinger ganz richtig sagte: „Das Eigene ist nie zu viel!“

Opfert sich mein Kind für unsere Familie, wenn es krank ist?

Diese Frage zielt in eine ganz ähnliche Richtung wie die vorige. Wenn Ihr Kind an einer schweren körperlichen Erkrankung leidet, ist daran niemand Schuld und es opfert sich auch nicht für Ihre Familie.

Auch wenn wir damit einigen Andersdenkenden auf die Füße treten mögen, stehen wir dazu, dass heute nicht alle Krankheiten seelische Ursachen haben. Das mag in einer Zeit so gewesen sein, als die Umwelt sauber, die Luft rein und das Leben stressarm war. Wenn Sie jedoch bedenken, dass es schon in den fünfziger Jahren überirdische Atomtests gab, ohne dass die Bevölkerung über die Folgen aufgeklärt wurde, dass erst seit wenigen Jahren Abwässer geklärt und Filteranlagen eingebaut werden, dass die Rückstände von gefährlichen Chemikalien schon lange in der Nahrungskette nachzuweisen sind und dass auch Tiere unter diesen Folgen leiden, dann gibt es Ursachen für Krankheiten, die wir weder unmittelbar verursacht haben, noch unmittelbar beeinflussen können.

Es gibt jedoch Symptome und Krankheiten, mit denen Kinder darauf aufmerksam machen, dass in ihrer Familie für sie unerträgliche Spannungen auftreten. Dazu gehören zum Beispiel:

- Störungen beim Essen
- Störungen bei der Verdauung

- bestimmte Formen des Bettnässens
- manche Formen von ADHS
- häufige Unfälle motorisch geschickter Kinder

Wir bestehen grundsätzlich darauf, dass das Kind zuerst vom Kinderarzt untersucht wird, denn bei allen genannten Störungen kommen auch körperliche Ursachen in Frage. Oft genug haben wir erlebt, dass eine als „psychosomatisch" deklarierte Störung durch einen kleinen Eingriff, ein passendes Medikament oder eine Brille nachhaltig behoben wurde.

Dagegen versuchen Kinder, die auf Spannungen in der Familie mit Symptomen reagieren, auf ihre Weise, das Gleichgewicht des Systems wieder herzustellen. Viele Kinder fühlen sich schuldig an den Schwierigkeiten ihrer Eltern, auch wenn ihnen diese Verantwortung nie zugesprochen wurde. Sie planen solche Aktionen nicht bewusst, erleben jedoch, dass sie ihre Eltern, die fast immer „gute" Eltern sein wollen, durch die Symptomatik dazu bringen, sich einträchtig um ihr Wohlergehen zu kümmern.

Größere Kinder gehen da schon mit mehr Raffinesse zu Werke. Eine Klientin erzählte von ihrer dreizehnjährigen Tochter, die immer, wenn der Freund der Mutter kam, Essig aufkochen ließ, so dass es so furchtbar stank, dass der Freund wütend die Wohnung verließ. Die Kinder einer anderen Klientin malten Schilder mit ihren Forderungen und veranstalteten eine Demo im Wohnzimmer.

Nicht selten suchen Eltern heute einen Familientherapeuten auf, wenn sie ihre Kinder nicht mehr erreichen. Durch Familiengespräche, aber auch durch eine systemische Aufstellung können Eltern erkennen, ob ihr Kind in ihrem inneren Bild in der Schusslinie steht und was sie durch die Veränderung ihres eigenen Verhaltens tun können, um es daraus zu entlassen. Meist beruhigen sich Kinder relativ rasch, wenn die Schwierigkeiten behoben werden. Wenn sich die Probleme nicht so einfach lösen lassen, weil andere Parteien daran beteiligt sind, können Lösungen ausprobiert werden, die dem Kind die Lage zumindest erleichtern.

Wollen Eltern von ihren Kindern wissen, wie sie selbst die Lage sehen, können sie in unserem Institut eine Aufstellung oder eine Skulpturarbeit buchen, bei der nur die Familie und wir anwesend sind. Wir lassen zuerst jedes Kind mit den Mitgliedern der Familie aufstellen, ohne die Aufgestellten zu befragen. Die Kinder sagen ganz spontan, wenn ihnen etwas zu ihrer Position einfällt. Sie zeigen meist ganz unverkrampft, wie sie die Lage sehen.

Unsere Beobachtungen besprechen wir nur mit den Eltern. Für die Kinder ist es ein unterhaltsames Spiel und die Eltern verstehen meist sofort, was die Kinder ihnen sagen wollen. Ob die Eltern dieses Wissen so umsetzen, dass das Leben der Kinder leichter wird, müssen sie selbst entscheiden. Es gibt auch Eltern, die das Glück ihrer Kinder dem Wohlergehen ihres Egos opfern.

Werde ich nach einer Aufstellung endlich schwanger?

Das kommt darauf an, warum Sie bisher nicht schwanger geworden sind. Wenn körperlich bei beiden Partnern alles in Ordnung ist, können seelische Blockaden die Empfängnis verhindern.

Ein Grund für eine ungewollte Kinderlosigkeit kann eine Traumatisierung durch sexuelle Gewalt oder aber ein sehr schlechtes Verhältnis zur eigenen Mutter sein. Wurde die eigene Kindheit als belastend und schwierig erlebt und hat die Mutter das Kind für viele Schwierigkeiten in ihrem Leben verantwortlich gemacht, kann ein unbewusstes Verbot bestehen, selbst Kinder in die Welt zu setzen. Wird dies oder ähnliches in einer Aufstellung bewusst gemacht, kann sich die Blockade auflösen.

Das kann man natürlich nicht garantieren. Wir haben einige Fälle, bei denen es danach geklappt hat, bei anderen hatte die Aufstellung leider nicht das gewünschte Ergebnis.

Kann ich andere Menschen beeinflussen?

Auch dieser Mythos geistert durch die Aufsteller-Szene: Wenn ich durch eine Aufstellung mit Stellvertretern Probleme löse, sind diese Probleme auch bei den realen Personen gelöst. Denkt man diese Vorstellung konsequent zu Ende, würde das bedeuten, dass man durch eine Aufstellung das Verhalten anderer Menschen nach eigenen Wünschen manipulieren kann. Das wäre ein massiver Eingriff in den freien Willen eines anderen, auch wenn meist eine gute Absicht dahinter steckt. Viele erleben Fremdbestimmung in ihren Familien oder im Beruf, und die meisten leiden darunter. Wir versuchen konsequent, unsere Klienten in ihrem Streben nach Selbstbestimmung zu unterstützen. Die eigenen Probleme kann sowieso nur jeder selbst lösen. Alles andere wäre überhaupt nicht hilfreich, da man vor allem durch eigene Erfahrungen lernt.

Nein, Sie können durch eine Aufstellung das Verhalten anderer Menschen nicht beeinflussen, so gut gemeint Ihr Ansinnen auch sein mag. Fangen Sie bei sich selbst an, dann kann Ihr gutes Beispiel Ihre Mitmenschen dazu veranlassen, dasselbe zu tun.

Kann ich Geheimnisse aufdecken?

Auch dieser Mythos hält sich hartnäckig: Die Aufstellung wird als eine Art Orakel betrachtet, mit Hilfe dessen Familiengeheimnisse aufgedeckt werden können. Diese Vorstellung orientiert sich am Konzept der „Familienseele", denn woher sonst sollten die Informationen stammen?

Nun ist dieses Konzept nicht nachweisbar und die Ergebnisse solcher Orakeleien halten einem Faktencheck häufig nicht stand. Wir kennen nicht wenige Klienten, denen die unglaublichsten Geschichten aufgetischt wurden. Da soll eine katholische Bauersfrau, die in einem kleinen Dorf lebt und keinen Führerschein besitzt, ihrem Mann fünf uneheliche Kinder von fünf verschiedenen Männern untergeschoben haben. Ein Vater soll seine Tochter zu einem Zeitpunkt sexuell missbraucht haben, in dem er sich nachgewiesenermaßen auf Montage im Ausland befand. Die Frau, ihrem Mann seit 60 Jahren eng verbunden, soll sich die meiste Zeit ihres Lebens nach einem anderen gesehnt haben. Durch solche grotesken Behauptungen wird viel Leid verursacht.

Nein, Geheimnisse können Sie durch eine Aufstellung nicht aufdecken. Auch die Vaterschaft lässt sich zweifelsfrei nur durch einen Gentest feststellen. Sie werden jedoch trotzdem Informationen erhalten, die Ihnen zuvor nicht bewusst waren.

In Ihrem Unbewussten sind alle Informationen und Erinnerungen Ihres Lebens gespeichert. In diesem riesigen Erfahrungs- und Wissensspeicher ist alles enthalten, auch die Lösungen Ihrer Probleme. Bei einer Aufstellung zapfen Sie diesen Pool an, indem Sie Ihrem Unbewussten die Chance geben, Sie zu beraten. Damit zeigen Sie sich selbst, was Sie brauchen, um Ihr Ziel zu erreichen. Auch wenn die Erkenntnisse einer Aufstellung zuweilen wie Zauberei wirken, ist es nur die Weisheit der eigenen Seele, die tätig wird und die nötigen Informationen preisgibt.

Wie gehen wir mit Geheimnissen um?

Wenn das Geheimnis im Auftrag des Klienten eine wichtige Rolle spielt, lassen wir es mit ins Bild stellen, um herauszufinden, welche Aufgabe es hat. Häufig stellt sich heraus, dass es den Betroffenen entlastet, weil der Klient Angst davor hat, was herauskommen würde, wenn er tatsächlich nachforschte.

So hatte Christiane eine Klientin, der man bei einem Familien-Stellen entgegen aller Fakten den Floh ins Ohr gesetzt hatte, ihr Vater sei nicht ihr leiblicher Vater. Mit einem Schlag hatte sie eine schlüssige Erklärung für das angespannte Verhältnis. Einen Vaterschaftstest lehnte sie ab. Lieber hegte sie das Geheimnis, weil ihr damit die Möglichkeit offen blieb, das Entstehen von Schwierigkeiten in dieser Beziehung auf die fremden Gene zu schieben.

Bei einer Aufstellung kann ein Klient die Funktion des Geheimnisses erkennen und herausfinden, ob es ihm tatsächlich besser geht, wenn er herausfindet, was tatsächlich geschehen ist. Er kann aber auch herausfinden, dass es besser ist, die Sache einfach auf sich beruhen zu lassen und mit der Tatsache Frieden zu schließen, dass es keine Gewissheit geben wird. Beide Entscheidungen haben ihren Preis, doch welchen der Klient bereit zu zahlen ist, entscheidet er in systemischen Aufstellungen selbst.

Es gibt allerdings Techniken wie die Hypnose, mit deren Hilfe Erinnerungen wachgerufen werden können, die dem Bewusstsein so nicht zugänglich sind. Wir haben jedoch selten erlebt, dass dieses, der Seele abgerungene Wissen den Heilungsprozess beschleunigt hätte. Häufig sind die Betroffenen durch die Flut der

Eindrücke völlig überfordert. Unserer Erfahrung nach gibt die Seele freiwillig das preis, was sie braucht, um Verletzungen eigenständig zu heilen.

Und das genügt.

Was Sie als Aufsteller oder als Stellvertreter erwarten können

1. *Kompetenz:* Der Therapeut hat eine Ausbildung in systemischer Psychotherapie und ist systemischer Berater oder Therapeut. Zusätzlich hat er sich in systemischer Aufstellungspraxis fortgebildet.
2. *Respekt:* Sie werden grundsätzlich respektvoll behandelt, auch wenn Sie mit einer Intervention nicht einverstanden sind.
3. *Regie:* Sie sagen, welches Thema Sie bearbeiten möchten. Der Therapeut bespricht mit Ihnen, ob dieser Auftrag umsetzbar ist und erarbeitet, wenn nötig, umsetzbare Modifikationen.
4. *Klientenorientierung:* In der Aufstellung geht es nur um Sie, Ihren Auftrag und das Erreichen Ihres Ziels.
5. *Anamnese:* Sie werden zu Ihrer Vorgeschichte befragt und haben genügend Zeit, Ihr Anliegen zu schildern. Diese Informationen können auch in

Gesprächen vor der Aufstellung ausgetauscht werden.

6. *Sicherheit:* Es geschieht nichts ohne Ihr Einverständnis. Wenn Sie etwas nicht wollen, dürfen Sie das äußern und der Therapeut geht wohlwollend darauf ein.
7. *Schutz:* Der Therapeut schützt Sie, wenn nötig, vor Übergriffen anderer Kursteilnehmer.
8. *Transparenz:* Der Therapeut erklärt, welche Interventionen er anwenden wird. Er arbeitet auf Augenhöhe und holt Ihr Einverständnis ein.
9. *Expertentum:* Sie sind und bleiben Experte für sich selbst. Im Zweifelsfall gilt Ihre Wahrnehmung.
10. *Lösungsorientierung:* Die Arbeit ist so angelegt, dass Sie ein Lösungsbild mit nach Hause nehmen können.
11. *Verantwortung:* Der Therapeut hat die Verantwortung für den Therapieprozess.
12. *Verankerung*: Das Ergebnis wird so verankert, dass Sie es im Alltag umsetzen können.

Was Sie als Stellvertreter erwarten dürfen:

1. Sie werden gefragt, ob Sie eine Rolle übernehmen wollen.
2. Sie dürfen Rollen ablehnen.
3. Sie dürfen sich während der Aufstellung austau-

schen lassen, wenn es Ihnen zu viel wird. Danach erkundigt sich der Therapeut nach Ihrem Befinden und bietet Ihnen, wenn nötig, Unterstützung an.
4. Sie brauchen keine hellseherischen Qualitäten.
5. Sie werden respektvoll behandelt. Es wird gewürdigt, dass Sie Ihr Bestes geben.
6. Sie sind nicht verantwortlich für das Ergebnis.

Was Sie als Aufsteller oder Stellvertreter nicht akzeptieren müssen

1. *Wenig Kompetenz:* Der Kursleiter hat keine Ausbildung in systemischer Psychotherapie. Er hat selbst augestellt und beruft sich auf seine gute Intuition.
2. *Wenig oder kein Respekt:* Sie werden herablassend oder abwertend behandelt, besonders dann, wenn Sie mit einer Intervention nicht einverstanden sind.
3. *Keine Selbstbestimmung:* Der Kursleiter bestimmt das Thema. Sie haben kein oder wenig Mitspracherecht.
4. *Fehlende Klientenorientierung:* In der Aufstellung geht es vor allem darum, dass sich die Stellvertreter gut fühlen. Wie es Ihnen geht, ist nicht so wichtig.
5. *Fehlende Anamnese:* Sie dürfen sich nicht oder

nur sehr rudimentär zu Ihrer Vorgeschichte äußern. Der Kursleiter glaubt, dass Informationen über Ihre Geschichte die Qualität der Aufstellung mindern.

6. ***Fehlende Sicherheit:*** Sie können das, was in der Aufstellung geschieht, nicht beeinflussen. Ihr Einverständnis wird nicht erfragt. Sie haben sich den Aussagen der Stellvertreter zu beugen. Wenn denen nichts mehr einfällt, wird die Aufstellung abgebrochen.
7. ***Fehlender Schutz:*** Der Kursleiter schützt Sie nicht, wenn Sie den Aussagen der Stellvertreter oder seinen Anweisungen nicht folgen können. Sie müssen damit rechnen, von ihm und von der Gruppe abgewertet zu werden.
8. ***Fehlende Transparenz:*** Der Gruppenleiter erklärt nicht, welche Interventionen er anwenden wird. Er versteht sich und die Gruppe als Sprachrohr einer höheren Instanz und steht damit über Ihnen.
9. ***Umgekehrtes Expertentum:*** Damit ist der Gruppenleiter der Experte und im Zweifelsfall gilt immer seine Wahrnehmung.
10. ***Keine Lösungsorientierung:*** Die Aufstellung geht so lange, wie den Stellvertretern etwas einfällt. Wenn diese zu keinem Ergebnis gelangen, wird die Aufstellung abgebrochen. Sie haben Ihr Ziel nicht erreicht, und die Verantwortung dafür haben Sie oder Ihre Geschichte, die zu schwer für die Gruppe ist.

11. *Unklare Verantwortung:* Der Gruppenleiter hat deshalb keine Verantwortung für den Therapieprozess. Der Verlauf wird den Stellvertretern überlassen.
12. *Keine Verankerung:* Das Ergebnis wird nicht verankert. Wenn Sie es nicht umsetzen können, liegt das allein daran, dass Sie noch nicht so weit sind oder Widerstände gegen die „Wahrheit" haben.

Was Sie als Stellvertreter nicht akzeptieren müssen:

1. Sie werden nicht gefragt, ob Sie eine Rolle übernehmen wollen.
2. Sie dürfen Rollen nicht ablehnen.
3. Sie müssen während der Aufstellung durchhalten, auch wenn es Ihnen zu viel wird. Danach kümmert sich niemand um Sie.
4. Es wird erwartet, dass Sie sich mit der Familienseele oder anderen höheren Instanzen verbinden. Sie sollen Wahrheit sprechen.
5. Wenn der Gruppenleiter der Meinung ist, dass Sie das nicht geschafft haben, werden Sie auf Ihren Platz verwiesen. Es wird nicht gewürdigt, dass Sie Ihr Bestes geben.
6. Da Sie die Wahrheit der Familienseele „channeln", sind Sie mit verantwortlich für das Ergebnis.

Zum Schluss

Seit fast zwanzig Jahren machen wir Aufstellungen. Dass wir das seit so vielen Jahren immer noch begeistert tun, liegt an dieser wunderbaren Methode, die wir für eine „Königsdisziplin“ innerhalb der systemischen Therapie halten.

Nirgendwo sonst wird das Einfühlungsvermögen, die Kreativität und die Kompetenz der Therapeuten so sehr gefordert! Nirgendwo sonst können Klienten die Ursachen ihres Leidens so unmittelbar und eindrücklich erleben und nirgendwo sonst ist die emotionale Befreiung, die eine Lösung hervorruft, so deutlich spürbar.

Selbsterfahrung und Selbstheilung sind ein Abenteuer, das sich unbedingt lohnt. Wir haben versucht, einen praktischen Reiseführer für Ihre Reise zu sich selbst zu verfassen. Wir würden uns sehr freuen, wenn Sie ihn dazu nutzen, sich selbst ein Stück näher zu kommen.

Vielleicht begegnen wir uns auf Ihrer Reise.

Sie sind uns willkommen!

Christiane und Alexander

Literatur

Beattie, M. (2004). *Die Sucht gebraucht zu werden.* München, Heyne

Gendlin, E. T. & Wiltschko, J. (2007). *Focusing in der Praxis. Eine schulübergreifende Methode für Psychotherapie und Alltag.* Stuttgart: Klett-Cotta

Hellinger, B. (2012). *Einsicht durch Verzicht – der phänomenologische Erkenntnisweg in der Psychotherapie am Beispiel des Familien-Stellens.* Weber, G. (Hrsg.) *Derselbe Wind lässt viele Drachen steigen, systemische Lösungen im Einklang.* S. 15-28. Heidelberg: Carl-Auer

Mann, E. (1938). *Zehn Millionen Kinder. Die Erziehung der Jugend im Dritten Reich.* 7. Auflage 2007. Reinbek: Rowohlt

Moreno, J.L. (2001). *Psychodrama und Soziometrie.* Köln: Edition Humanistische Psychologie

Pesso, A. (1999). *Dramaturgie des Unbewußten, eine einführung in die psychomotorische Therapie.* Stuttgart: Klett-Cotta

Satir, V. (1999). *Kommunikation, Selbstwert, Kongruenz.* Paderborn: Junfermann

Satir, V. & Banmen, J. & Gerber J. & Gomori, M. (1995). *Das Satir-Modell, Familientherapie und ihre Erweiterung.* Paderborn, Junfermann

Sautter, Ch. (2015). *Wenn die Seele verletzt ist, Trauma: Ursachen und Auswirkungen.* (7., erweiterte Auflage) Ravensburg: Verlag für Systemische Konzepte

Sautter, Ch. & Sautter, A. (2015) *Wege aus der Zwickmühle, Doublebinds erkennen und lösen.* (6., überarbeitete Auflage) Ravensburg: Verlag für Systemische Konzepte

Watzlawick, P. (1997). *Wenn die Lösung das Problem ist.* CD. Müllheim: Auditorium Netzwerk

Watzlawick, P. (2005). *Wie wirklich ist die Wirklichkeit? Wahn, Täuschung, Verstehen.* München: Piper

Weber, G. (2001). *Zweierlei Glück, die systemische Psychotherapie Bert Hellingers.* Heidelberg: Carl-Auer

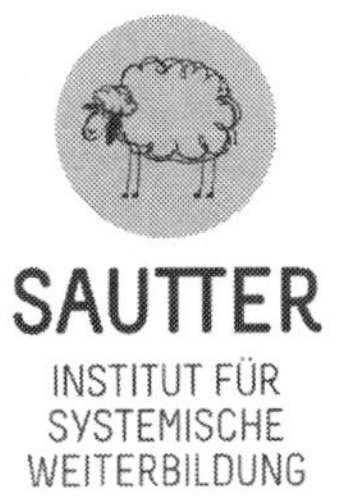

*„Handle stets so,
dass sich die Summe
deiner Möglichkeiten vergrößert."*

Heinz von Foerster

Wir bilden Sie aus in:

Systemischer Beratung
„Trauma erkennen – Trauma begleiten"
Systemaufstellungen nach Virginia Satir

**Fordern Sie unsere Unterlagen an
oder besuchen Sie unsere Internetseite:
www.familiensysteme.de**

Bürozeiten: Di – Do.: 8.00 – 12.00 Uhr

Tel.: 0751 88879924 – Fax: 0751 88879925

Unsere Postadresse für Verlag, Institut und Praxis:
Seestr. 42
88214 Ravensburg